薄毛治療の新常識

あきらめない！　薄毛は病院で治る時代

AGAスキンクリニック医師
麻生 泰
ASO TORU

白誠書房

はじめに

「薄毛は治らない！」

私の髪の毛が薄くなり始めたのは、20歳を過ぎたあたりからでした。父親が薄毛でしたので、いつかは私にもくるかも……と思っていたのですが、それにしても早すぎます。当時の髪はスポーツ刈りタイプで、かなり短めでした。薄毛はなかなか気がつきにくかったのですが、ある日、前髪の生え際が徐々に後退して、おでこがどんどん広がる「異変」に愕然としました。

初めのうちは、発毛に効果があるとされるワカメやヒジキを山のように食べ、さらにシャンプーしすぎると薄毛になるからと、シャンプーの回数を減らしたり、育毛剤を次から次へと試したり、頭皮マッサージの仕方をいろいろと工夫したり……、いまから思うと七転八倒の日々でした。医学には、「科学的根拠に基づく医療」（EBM：Evidence-Based

Medicine）という考え方があります。科学的根拠のない治療法を排除し、根拠のある医療を推進するものですが、私の試みたワカメやヒジキを食べるといった民間療法は、ＥＢＭとは無縁のもので、「科学的根拠のない医療」でした。医師を目指す者としては、頼ってはいけない治療法だったのです。

やがて、大阪医科大学形成外科で研修医だった25歳のころ、私は悪戦苦闘の末に一つの結論にたどり着きました。それが、冒頭の「薄毛は治らない！」です。

そうはいっても、なかなか諦められるものではありません。そこで、究極の対策法をとることにしたのです。そうです、当時テレビＣＭなどでおなじみの某カツラチェーンの門を叩きました。

初めは育毛コースを勧められましたが、効果はまったくといってよいほどありませんでした。若者なら誰でも恋愛をしたいと思いますよね。若い女性と話す機会があっても、私の頭に向ける彼女たちの視線を感じると、私にはいてもたってもいられない悲しい気持ちになってくるのです。急を要します。

それで、次に増毛法にチャレンジしました。増毛法は、1本の髪の毛に3本の人工毛を結びつけるもので、2時間にわたる施術は、髪の毛が引っ張られる痛みに閉口。仕上がりも、なんとなく違和感が先に立ち、思い描いていたのとは大きく異なり、首をひねらざるを得ませんでした。

時間が経つにしたがって、髪の毛は伸びてきます。当然、人工毛の結び目も上に上がってくるのです。ブラッシングをして髪の毛を整えていると、抜け毛が増えてきました。1本抜けるだけで3本分が抜けるので、数自体も多いような気にさせられます。こんなに早く抜けると説明を受けていなかったので、担当者に苦情を述べることにしました。

しかし、担当者は悪びれたところは見せずに、今度はカツラを勧めてきたのです。カツラと聞いて初めは気が進まなかったのですが、実際に着用してみると、これが意外にもフィットし、見た目も自然な感じでした。こうなると、もう、カツラ以外の選択肢はありません。ただし、一つ50万円というカツラの値段は大きな負担になりました。ローンにしてもらいましたが、研修医としては身を切る思いだったのです。その後、予想外の出費は続きました。カツラ専用シャンプーや専用美容室でのカツラケアも負担になりました。初めのローンが終わる1年後には、「カツラがだいぶへたってきたので、そろそろ買い替えどきですね」と、経済的な負担感はずっしりと重くのしかかってきていたのです。

そして、精神的な負担も……。初対面の人には、私がカツラだということはわからないようですが、友人たちの間では当然のことながら一目瞭然。飲み会や合コンの席などで、「は・ず・せ、は・ず・せ、カ・ツ・ラ！」の大合唱になるのが常でした。その度に、じっと唇を噛み締めなければならない屈辱感は、いまだに忘れようとも忘れられません。

さらに、好きだったスポーツも、濡れたり汗をかくなどすると、どうしてもカツラが不自然に目立ってしまうので、足が遠のくようになりました。運動している最中にカツラがずれてきたらどうしよう……そんなことを心配していると、運動に身が入らなくなります。体を存分に動かすことが少なくなったためか、当時70キロだった体重があっという間に100キロを超えるようになったのです。

カツラは当然のことながら仕事中もつけっぱなしです。汗もかくし、蒸れることもありました。このような状態は、頭皮にとっては最悪の状態でした。カツラをかぶり始めて2年目を過ぎるあたりから抜け毛が一挙に増え、髪の生え際がどんどん後退し、頭頂部もどんどん薄くなっていったのです。ますますカツラが手放せなくなったのはいうまでもありません。

しかし、30歳を迎えた私は一大決心をします。カツラは薄毛の根本治療ではなく、あくまでも外見をとりつくろうだけの「まやかし」にすぎないと気がついたからです。自分の髪の毛をなんとか増やしてこそ、本当の治療になります。医学者として真正面から薄毛に取り組んでみようと決心したのです。発毛に期待のできる成分が見つかれば誰よりも先に入手し、自ら実験台となって研究に邁進しました。その結果、私は自信をもって、正しい治療を施せば、

「薄毛は改善できる！」

と断言することができるようになりました。

なぜ、薄毛は改善できるのか——。本書では、従来の薄毛対策の間違い、薄毛になるメ

カニズム、そして、究極の発毛法などをわかりやすく解説しました。

薄毛で悩んでいるあなた。もう、そんなコンプレックスに「さようなら」を言えるときがきたのです。

なぜなら「薄毛は改善できる！」のですから。

もくじ

第2章 薄毛、脱毛にもいろいろな種類がある　37

第3章 根拠のない薄毛対策がまかり通っている 59

第1章

なぜ薄毛になるのか知っておこう

毛髪についてこれだけは知っておこう

医学的に正しい治療を施していけば、薄毛は必ず改善できるものです。本書では、なぜ薄毛が改善できるのかについて、できるだけやさしく解説していきますが、これだけは知っておいてもらいたい毛髪についての一般的な知識を簡単に整理しておきましょう。

髪は毛母細胞が分裂して成長する

私たち人間の皮膚は、一番外側にある表皮と、その内側にある厚い皮の真皮からできています。髪の毛の生える頭では、表皮は地肌（頭皮）ともいいますが、髪の毛は頭皮から外に出ている「毛幹部」と、頭皮の中の真皮にある「毛根部」とに分けられるのです。私たちがふだん目にする「髪」または「髪の毛」と呼んでいるのは毛幹で、毛根はふだん目にすることができない埋もれたところです。

毛根は、「毛包」というさやのような形をした筒状のものに囲まれていますが、ここは髪の毛の成長を担う重要なところです。私たちは日常でよく「毛穴（毛孔）」といいますが、小さな器官にもかかわらず、5層に分かれた複雑な構造になっています。一つの毛穴から髪の毛が1本ずつ生えているのは約2割で、多くは何本も生えているのです。

毛根の根元にあたる部分はふくらんでいますが、これが「毛球」です。毛球の先の中央部がくぼんでいるところが「毛乳頭」になります。この毛乳頭を取り囲んで集まっているのが「毛母細胞」です。また、毛包のまわりには毛細血管が網の目のように縦横無尽に張り巡らされ、髪の毛の成長に必要な栄養分や酸素を毛包に送り届けています。毛乳頭や毛母細胞、毛細血管は最近のテレビＣＭなどで耳にされた方も多いと思いますが、これらが、髪の毛の成長に欠かせない組織です。

毛母細胞は毛乳頭からの指示を受けて、毛細血管から栄養分を吸収することで毛母細胞が分裂をします。そして、分化・増殖・分化……を繰り返しながら髪の毛になり、毛根から押し上げられて上へ上へと伸びていくのです。これが髪の毛の伸びる仕組みになっています。ちなみに髪の毛は1日に0・2～0・4ミリほど成長するといわれているのです。毛根は胎児のときにつくられ、基本的にその数は生まれてから一生変わりません。

毛包の頭皮に近い部分には、髪の毛や皮膚を再生するバルジというふくらみがあり、そこには立毛筋がついています。立毛筋は髪の毛を立たせるための筋肉で、鳥肌を立たせるなどの役割を担っていますが、髪の毛の成長などには関係しません。また、毛包には皮脂腺があり、ここで分泌された皮脂が皮膚や毛髪を乾燥などから保護しているのです。

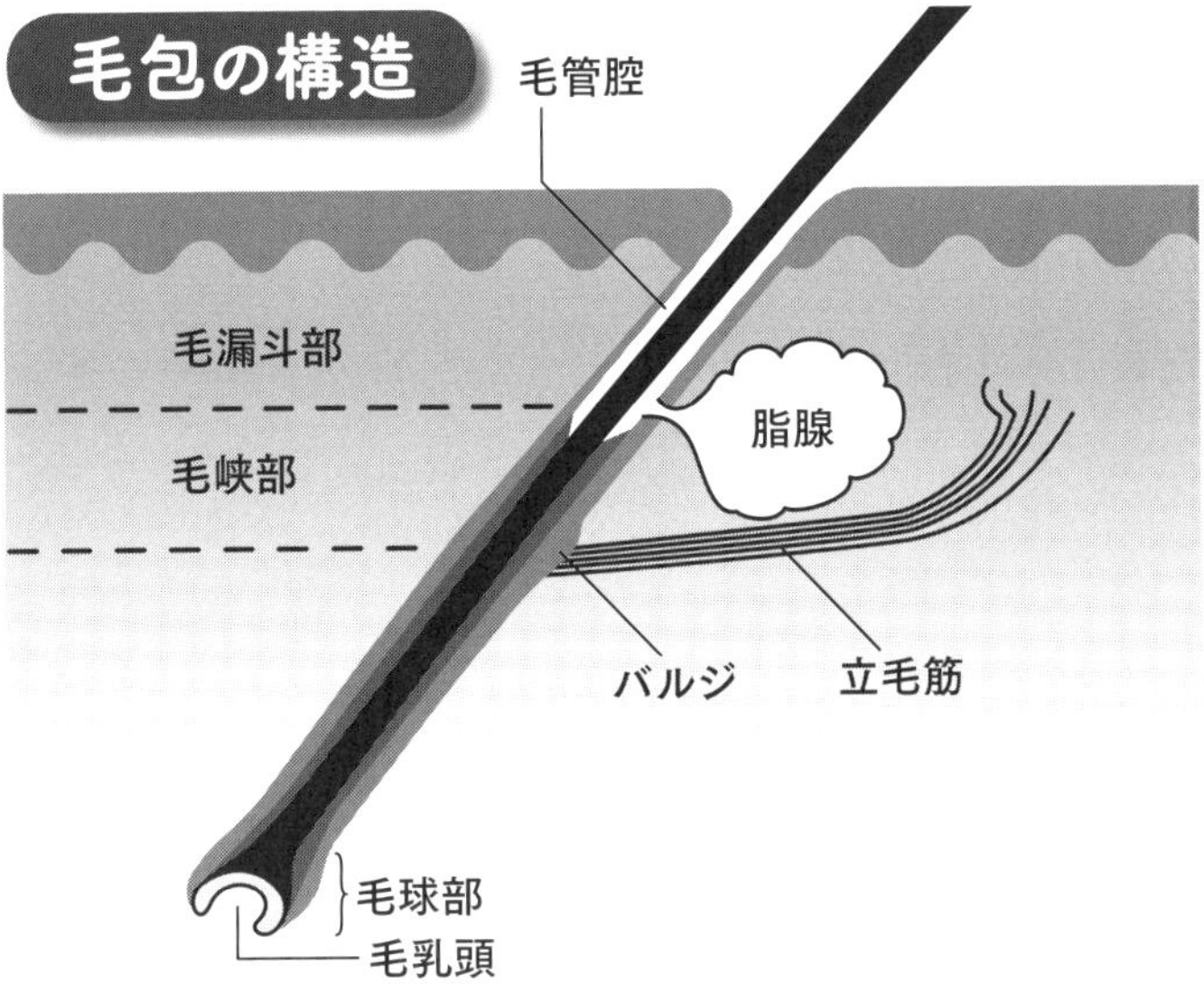

○硬い髪の毛と軟らかい髪の毛

1本の髪の毛は、大きく分けると3つの層からできています。中心部を毛髄質（メデュラ）、その外側を毛皮質（コルテックス）、一番外側を毛小皮（キューティクル）といいます。お寿司のかんぴょう巻きに例えると、かんぴょうの部分がメデュラ、ご飯の部分がコルテックス、そして、のりの部分がキューティクルです。

メデュラはハチの巣状の構造で、内部がすかすかで空気を通すようになっています。これは頭部を熱から守るためといわれておりますが、その機能や働きについてはまだ十分に解明されていません。主成分はタンパク質で、欧米人の髪の毛には、このメデュラがほとんど含まれていないといわれています。

コルテックスは、繊維状のタンパク質が集まってできており、毛幹の85～90％を占めています。このコルテックスは髪の毛の柔軟性や太さ、メラニン色素の数によって髪の毛の色にも大きく関係してきます。また、繊維状のタンパク質は縦方向につながっているため、引っ張ってもなかなか切れにくくなっているのです。

キューティクルは、トリートメントなどのＣＭでおなじみだと思いますが、半透明のうろこ状のものが一定方向に平たく何枚も重なりあい、髪の毛の内部組織を守る働きをしています。髪の毛のツヤや手触り感を決めるのはこのキューティクルで、ブラッシングなどの物理的刺激、シャンプー時の水や薬剤といった化学的刺激から毛髪内部を保護しているのです。

髪の毛の主成分はケラチンというタンパク質で、システインを14～18％含んでいます。ケラチンが含まれていることで、髪の毛のコシや弾力性、柔軟性が生まれます。一般に毛を燃やすと異様なにおいがしますが、これはシスチンが分解して生じるイオウ化合物のにおいです。

よく、髪の毛が硬い、軟らかいといいます。髪が硬い（硬毛）とごわついたり、おさまりが悪かったり、まとまらない、広がるといった悩みがあらわれ、反対に軟らかい（軟毛）と、コシがなくてへなへなでボリュームが出ない、べたつくといった悩みが出やすいものです。

硬い、軟らかいの差はどうして生まれてくるのでしょうか。キューティクルの枚数が多くて重なりが厚いと髪の毛は硬く、キューティクルの枚数が少なくて重なりが薄いと軟らかくなります。さらに、コルテックスが太くて繊維組織が多いと弾力があり硬くなり、細くて繊維組織が少ないと軟らかくなるのです。

軟毛は硬毛よりも直径が小さくメラニン色素が少ないため、周りの髪の毛より薄い色をしています。私たちは乳児期から思春期へと成長していくにつれ、この軟毛が太くつややかでコシのある硬毛へと変化していくのです。

●髪の毛は3~6年で生え変わる

髪の毛は頭頂部が一番速く伸び、次が側頭部です。個人差もありますが、性別によっても伸びる速さも異なります。平均すると1日に0・2~0・4ミリ、1カ月で約1センチ、1年では約12センチ伸びる計算です。しかし、髪の毛は永遠に伸び続けるのではなく一定の期間が過ぎると自然に抜け落ち、その同じ毛穴からからまた新しい髪の毛が生えてくるのです。いわゆる「髪の新陳代謝」によって、髪の毛が生まれ変わっているといえるでしょう。

1本の髪の毛が成長し始めてから抜け落ちるまでの周期を「ヘアサイクル（毛周期）」といい、最近では「発毛サイクル」と呼ぶこともあります。1本の髪の毛の寿命は平均して3～6年です。このため、生まれてから一度も髪の毛を切らないでいたらどれだけ伸びるかというと、せいぜい1メートル（ほとんど座高の高さと変わりません）が限度です。しかしギネスブックには、2010年に亡くなったベトナム人男性の6・8メートルという記録が載っています。50年以上散髪に行かなかったといいますが、これは例外中の例外です。

ヘアサイクルは「成長期」「退行期」「休止期」を3～6年で繰り返しますが、人間が一生で繰り返すのは15回ほどになります。毛包の一つひとつがそれぞれ別の周期になっているため、いっぺんに抜け落ちるということはありません。平均すると1日に50～100本は自然と抜け落ち、そして生え変わっているのです。つまり、毎日毎日100本近い髪の毛が抜けたからといって、なにも心配することはありません。健康な人であれば、その抜けた分だけの髪の毛が生えてきているのですから。
ヘアサイクルそれぞれのステージを簡単に説明しておきましょう。

《成長期》

成長期は、髪の毛の元となる毛母細胞が細胞分裂を活発に繰り返している時期で、髪の毛が伸び続けている状態です。成長期では1カ月に約1センチのペースで伸び続けるといわれています。また、ヘアサイクルのなかでも一番長い期間で、平均的な髪の毛では2〜5年は成長期が続き、次の退行期になってから自然と抜けていくのです。この成長期が長ければ、髪の毛は太く丈夫に育っていきます。いま生えている髪の毛の90%程度が成長期にあたります。

《退行期》

退行期は、成長期で細胞分裂を活発に繰り返していた毛母細胞の力が弱まり、髪の毛が成長しなくなる時期です。成長しきった髪の毛が退行期に入ると、色素細胞がメラニンを合成しなくなります。毛根内部の細胞が小さくなっていき、髪の毛を成長させていた毛母細胞の働きも急速に弱くなるのです。退行期では2～3週間で髪の毛が成長を完全に停止し、髪の毛は毛包に包まれながら上部へと上がっていきます。いま生えている毛髪の1%程度が退行期にあたります。

《休止期》

休止期は、退行期で活動が低下していた毛母細胞が細胞分裂を止めて、髪の毛の成長がストップする時期です。成長が止まった髪の毛は次の新しい髪の毛を育て始めるため、徐々に上に移動し、抜けやすい状態になります。ふだんの生活で髪をとかしたり、手で軽く触れるだけでも髪の毛が抜けてしまうのは、休止期に入っている可能性が高いのです。休止期は2～4カ月間続きます。いま生えている髪の毛の10%以上が休止期にあたります。

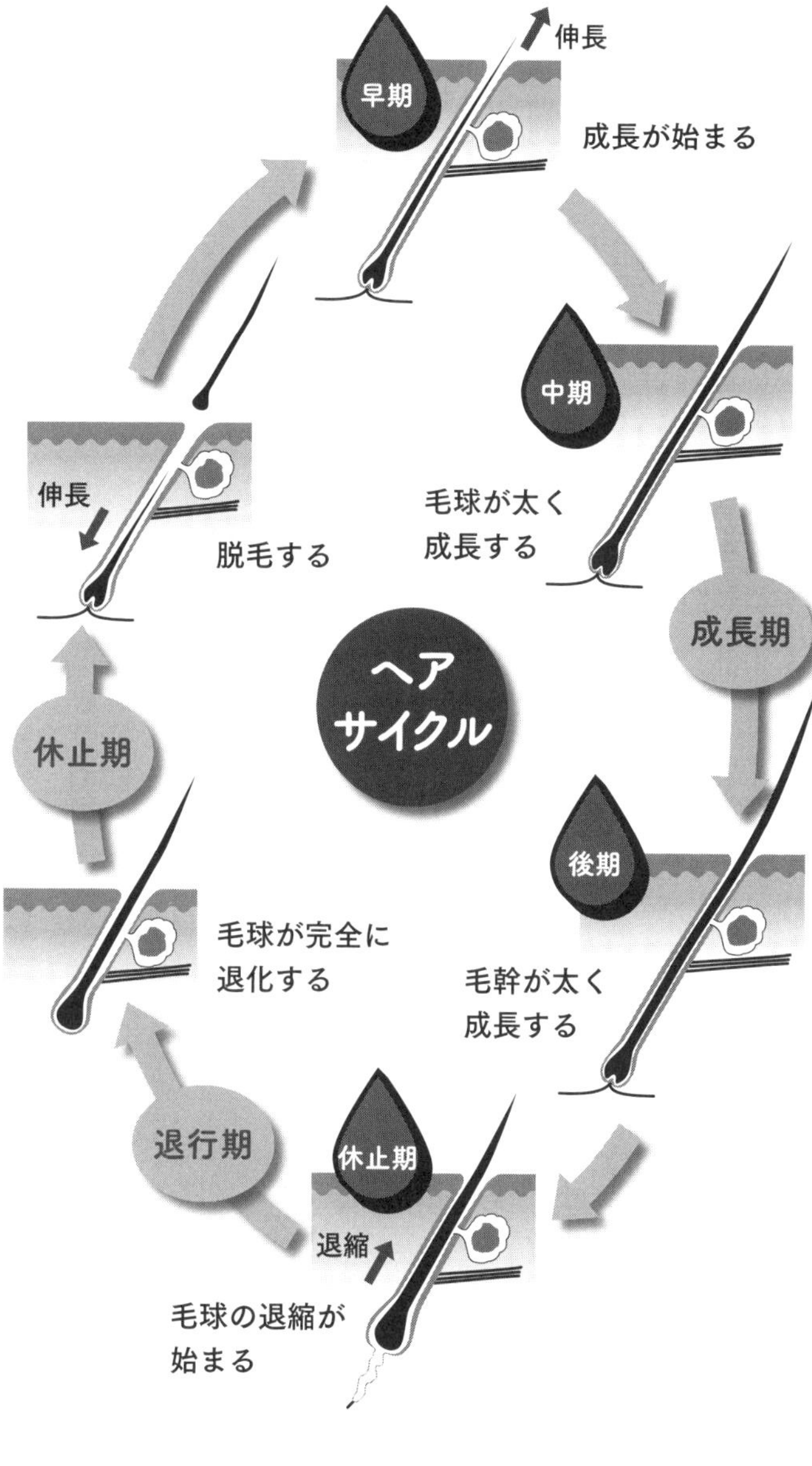

ヘア
サイクル
早期
伸長
成長が始まる
中期
毛球が太く
成長する
成長期
後期
毛幹が太く
成長する
休止期
退縮
毛球の退縮が
始まる
退行期
毛球が完全に
退化する
休止期
伸長
脱毛する

このヘアサイクルが順調に進んでいれば、成長期の期間や髪の毛の成長速度に大きな変化はありません。髪の毛が抜け落ちてもその分の髪の毛が生えてくるので、薄毛になることはないのです。一般に髪の毛は成長期の初期では、軟らかい状態ですが、時間の経過とともに硬い髪の毛に育っていきます。

ところが、ヘアサイクルが乱れて、成長期の期間が短くなったり、休止期が長くなったりすると、生える髪の毛よりも抜け落ちるもののほうが多くなります。十分に育たない、細く軟らかい髪の毛が多くなると、髪全体のボリュームが少なくなり、地肌が透けて見えるなど、いわゆる薄毛の状態になります。20代までに症状があらわれる場合を「若年性脱毛症」、30~40代で症状があらわれるのは「壮年性脱毛症」といい、これらを総称して「男性型脱毛症」（AGA：Androgenetic Alopecia）と呼ばれています。

どうしてヘアサイクルは乱れ、薄毛になるのか

ＡＧＡは、思春期以降の男性に見られ前頭部の髪の毛の生え際が後退する、あるいは頭頂部の髪のボリュームが低下することによって地肌が見えやすくなる脱毛症で、40代の男性の3人に1人にその症状が現れているといわれています。

主な症状は、①抜け毛が多くなった　②髪の毛が細くなった　③髪の毛が伸びない、伸びるのが遅くなった　④地肌が透けて見える　⑤髪のセットがしづらくなった　⑥頭皮が脂っぽい、などです。

ＡＧＡの原因になっているヘアサイクルの乱れはどうして起きるのでしょうか。

男性ホルモンと髪の毛の関係

「男性ホルモンが多いとヒゲが濃くなる」「女性ホルモンが多いと丸みを帯びた体つきに

なる」というような話を聞いたことがあると思います。ホルモンは体のあらゆる部分に作用するため、ホルモンバランスが崩れると異変となって現れます。それは髪の毛も例外ではありません。

男性ホルモンの一種テストステロンは、毛根近くの皮脂腺から分泌される5αリダクターゼ（還元酵素）と結びつくことでジヒドロテストステロン（DHT）に変換されます。このDHTが脱毛ホルモンといわれ、毛乳頭細胞にある男性ホルモンレセプターと結合することで、ヘアサイクルが乱れ成長期が早く終了してしまうのです。DHTの影響で前頭部や頭頂部が薄くなっても、男性ホルモンレセプターは後頭部や側頭部下部の毛乳頭細胞にはわずかしか存在しないため、その部分の髪の毛が抜け落ちることはありません（マンガ「サザエさん」の波平さんスタイルです）。

さらに5αリダクターゼによって多くなった皮脂は、細菌などの影響で脂肪酸に変化します。脂肪酸は紫外線の影響を受けて過酸化脂質をつくり、皮膚の角質と相まって脂漏性のフケとなり脱毛の原因になるのです。

●薄毛は遺伝するか？

薄毛は遺伝するものなのでしょうか？　実際には、薄毛はさまざまな要素が関係することで起こり、遺伝によるものは全体の４分の１程度だといわれています。つまり、遺伝的に性質を受け継いでも、必ずしも薄毛になると決まったわけではないのです。

男性の性染色体はXYで、X染色体を母親から、Y染色体を父親から受け継いでいます。テストステロンの分泌量にはほとんど個人差はありませんが、５αリダクターゼの分泌量には個人差があります。X染色体の一部である５αリダクターゼの分泌量は、母親から受け継ぐため、母方の祖父が薄毛なら、孫にもその素質が受け継がれることが多くなるのです。

「AGAは遺伝する」と考えている人は多いと思われますが、先にも述べたとおりそれは間違いではありません。薄毛は確かに遺伝します。しかし、遺伝子をもっているからといって必ずしもAGAになるとは限りませんし、遺伝ではない原因によるAGAもあるのです。

●見逃せないストレスの影響

ＡＧＡの原因のひとつとして「ストレス」が考えられます。現代はストレス社会といわれるほど、私たちは仕事や家庭のこと、職場の人間関係や日々の生活においてそれぞれのストレスを抱えています。ストレスのない世界で生きるというのは無理といってもよいでしょう。

ストレスは、ガンをはじめとしたさまざまな病気の発症や進行・悪化にかかわっているとされます。私たちの体内の血流は、意志とは関係なく、自律神経によってコントロールされています。自律神経は、活動する神経といわれる交感神経と、休息する神経といわれる副交感神経の２つで構成され、必要に応じて自動的に切り替わって働くようになっています。

過度のストレスがかかると、自律神経に大きな支障を与え、交感神経が強く緊張して血管を収縮させてしまうのです。そのために、頭皮に十分な血液が行きわたらなくなります。髪の毛は、毛母細胞が分裂したり増殖することで成長していくのですが、毛母細胞は発毛に必要な栄養素や酸素を血液から得ています。血行が悪くなると、毛母細胞や毛根に十分な栄養が運ばれなくなり、その結果、髪の毛の成長が妨げられるだけでなく、抜け毛や薄毛を引き起こす恐れがあるのです。

さらに、自律神経が不調になると内臓機能を低下させてしまいます。髪の毛を形成する主な栄養素はケラチンというタンパク質です。内臓機能が低下することよってタンパク質を十分に吸収できなくなります。栄養不良のままでは、太くてハリのある髪の毛に成長することができず、抜けやすくなるのです。

生活習慣と毛髪の密接な関係

ＡＧＡの原因として、前述したストレスのほか、タバコやアルコールの飲み過ぎ、偏食や運動不足、あるいは睡眠不足といった生活習慣が密接に関係してきます。ある意味では、ＡＧＡは生活習慣病といってもよいのです。

《運動不足》

運動不足はＡＧＡを進行させてしまうといわれています。私たちは運動することで、新陳代謝が盛んになり、血行が促進されます。逆に体を動かさないでいると、体内の血行は悪くなり、毛根に栄養が行きわたらなくなってしまうのです。

髪の毛は、直接、生命維持に関わる部位ではありません。栄養を取り込む優先順位が低いと体が判断しているので、頭皮に栄養や酸素を運ぶ血流が悪くなってしまいます。

《タバコ》

タバコは、髪だけでなく健康全般にわたって害を与えるもので、まさに「百害あって一利なし」です。喫煙することによって血管が収縮し、血行不良になります。頭皮の血行も悪くなり、髪の毛に十分な栄養を届けられなくなるのです。

《睡眠不足》

髪の毛は日中さまざまなダメージを受けています。太陽の紫外線、ホコリやチリ、湿度や温度の変化などはすべて髪の毛に負担を強いているのです。毛母細胞や毛根がそれらのダメージを回復するために睡眠中に活動しています。そのため、睡眠は髪の毛にとって非常に大切な時間です。

私たちの体は、毎日適切に睡眠をとることによって疲労を回復しています。さらに、睡眠は体の免疫力を高め、体力を回復してくれるのです。睡眠不足になると、疲れがとれず、体の機能も低下していきます。運動不足のところでも触れましたが、髪の毛は生命に関係する度合いが低いので、栄養素を取り込む優先順位は最後のほうに回されているのです。つまり、頭皮へ栄養を送らないで、重要な臓器に送るようになっています。睡眠不足によって、一番初めにダメージを受けるのが髪の毛です。

《食生活の乱れ》

日本の食生活は近年どんどん欧米化が進んでいるといわれますが、髪の毛にとっても、食の欧米化は大敵です。アジアでは日本が一番の「薄毛大国」で、薄毛率の低い中国と比べると、食生活が大いに関係するといわれています。脂肪分や動物性タンパク質が多い欧米型の食事では、頭皮から皮脂が過剰に分泌されることになり、毛穴を詰まらせる原因になります。

さらに、欧米型の食生活では肥満になりやすく、肥満は血流が悪くなって発毛に必要な栄養が十分に届かない原因になります。さらに太った人は汗をかきやすく、頭皮の毛穴を詰まらせることにもなるのです。欧米型の食生活は栄養バランスの面から見ても問題があり、これは、生野菜をとることが少ない外食でも同じことがいえます。

さらに、ダイエットや刺激の強い食べもの、甘いものをとりすぎるなども要注意です。偏食による栄養不足や、食べ過ぎによる内臓の酷使などによって、ＡＧＡになることがあります。要はバランスが大切なのです。

《血管の硬化》

りません。

前項の《食生活の乱れ》と関係してきますが、ＡＧＡと血管の硬化とは密接な関係にあります。

みなさんは健康診断などでＬＤＬコレステロールのことは見聞きしたことがあると思います。ＬＤＬコレステロールとは悪玉コレステロールともいわれています。脂っこい食べものが好きな人で中年以降から数値が上がり、医師から「血液がドロドロですよ」と注意勧告を受けたことはありませんか。ＬＤＬコレステロール値が高くなると、動脈内のプラーク（専門的に「動脈硬化巣に存在する内膜の斑状肥厚性病変」といいます）が、いわゆる脂質性のかたまりを発生させる要因となります。

プラークができると、血液の流れが悪くなり、血管にかかる圧力が強烈に上がることで、高血圧を引き起こします。強烈な圧力を受け続けた血管は徐々に厚くなります。そうなると血管は硬くなり、柔軟性を失っていくのです。

頭皮には毛細血管が縦横無尽に張り巡らされています。その毛細血管によって毛根に栄養素を送り込んでいるのですが、もし、そこに届くまでに流れが滞留したり、毛細血管が詰まったりしたら……どうなるでしょうか。髪の毛の貴重な栄養源となる血液が毛根に届きにくくなるばかりか、これが進行すると心筋梗塞や脳梗塞などに発展して命の危険を伴うことになるのです。

《お酒の飲み過ぎ》

飲酒が適度であれば、体や髪の毛に悪影響を与えることはありません。ストレスの解消につながり、頭皮の血行もよくなり、栄養の補給も十分に行えるでしょう。

それではお酒を飲み過ぎるとどんな弊害が出てくるのでしょうか。

まず、体内に取り込まれたアルコールは、肝臓で分解されます。そのとき、毒性のアセトアルデヒドを生成します。アセトアルデヒドは二日酔いの原因物質とされています。分解酵素などによって最終的には酢酸になりますが、この過程で大量のアミノ酸やビタミンが消費されるのです。アミノ酸は、発毛に関わるシスチンやメチオニンといったタンパク質やビタミンB、亜鉛などの栄養素を含みます。そのため、アルコールを分解する際に髪の毛の成長に必要な栄養が奪われてしまうのです。また、亜鉛は毛母細胞の活性化に関わる栄養素で、不足すると頭皮の新陳代謝が滞ることになります。

さらに、多量にお酒を飲むと、アセトアルデヒドが十分に分解されず、残ったアセトアルデヒドが血中を循環します。アセトアルデヒドには睡眠を妨げる働きがあり、成長ホルモンの分泌にも影響を与えるのです。また、血中に流れたアセトアルデヒドは、ジヒドロテストステロン（DHT）を増加させます。遺伝のところで説明しましたが、DHTは脱毛ホルモンで、AGA対策にはまずDHTを減らすことがなによりも優先されるのです。

AGAによる薄毛は、「ヘアサイクルの乱れ」によって引き起こされますが、その原因となるのは脱毛ホルモンだけでなく、毛根への血行不良により栄養供給ができなくなることも大きな理由です。高血圧や糖尿病、脂質異常症や痛風のような生活習慣病の一面をもっているということです。

そうなると血流を改善させるための生活習慣の改善がAGA対策には欠かせないことに

なります。コレステロールを抑えることや心肺機能の向上による代謝機能の改善も発毛や育毛に関係してくるといえるのです。

ここにとりあげた生活習慣だけではなく、さまざまな要因が複合的にからみあって発症するのがAGAとされています。食習慣や睡眠などをきちんと整えていくことで、薄毛の進行を遅らせることになるのです。

第2章

薄毛、脱毛にもいろいろな種類がある

自然な抜け毛と、脱毛症はどう違うのか

普通なら毛の生えてくるところに毛がないのを医学的には「無毛症」といいます。生えていた毛がなんらかの原因で抜けるのが「脱毛症」です。脱毛の原因はさまざまですが、急性の感染症などで脱毛することもあります。しかし、多くの場合、病気が治り体力が回復するに伴って、自然に毛が生えてくるのです。

自然な抜け毛――いわゆる「自然脱毛」は誰にでも起こります。ヘアサイクルのところで説明したように、髪の毛には一定の周期があります。髪の毛が育つ成長期から成長が止まる退行期を迎えた髪の毛は、休止期になって新しく生え変わるために抜けていくのです。

一般的に髪の毛は1日50～100本ほど抜けていますが、春や秋などの、いわゆる抜け毛が増える季節では1日に200本以上抜けることもあります。

これに対して、自然脱毛の範囲を大きく超えて抜け毛が増え、それが継続している状態

を「異常脱毛」といいます。異常脱毛の初期段階では、髪の毛が細くなりコシがなくなったり、頭皮が赤みを帯びてくるなどの症状が出ることが多いのが特徴です。抜け毛が増えたり、髪の毛の太さやコシなどの変化に気づいても、一時的なものだろうと楽観視して放置してしまいがちですが、症状によっては急激に薄毛が進行することもあります。

ひとくちに「薄毛」と言っても、第1章で紹介した男性型脱毛症（AGA）のほかに、さまざまな種類や症状、原因があります。その主なものを簡単に説明しておきます。

●円形脱毛症

円形脱毛症は、俗に「十円ハゲ」と呼ばれるように、円形ないし楕円形にハゲている部分（脱毛斑）が突然できる脱毛症です。一般的には十円玉くらいの大きさと思われていますが、頭部全体に広がるものから、眉毛、体毛などに生じるものまで多種多様で、個人差があります。

円形脱毛症は、なんの兆候もなく脱毛が始まります。多くの人では、気がついたらハゲていたというのが特徴です。脱毛斑とそうでない部分の境界がはっきりとし、脱毛斑のところには毛穴が残っているのが特徴で、これはやがて髪の毛が生えてくることを意味しています。また、脱毛斑の周囲の髪の毛を軽く引っ張っただけで簡単にぽろっと抜けることがあります。これは脱毛斑が、やがて周りに広がる可能性があることを示唆しているのです。

円形脱毛症は、かつては自律神経の失調のために起こる精神的ストレスが原因だと有力視されていましたが、近年では「自己免疫疾患」によって引き起こされると考えられています。自己免疫疾患とは、外部からの侵入物を攻撃することで私たちの体を守っている免疫系機能に異常が生じ、自分の体の一部分を異物とみなして攻撃してしまう病気です。

円形脱毛症は、攻撃をつかさどるTリンパ球が毛根を異物ととらえて攻撃してしまうために発症すると考えられ、その攻撃によって毛根が傷んで、元気な髪の毛でさえ突然抜け落ちてしまうのです。しかしなぜそのような異常が生じてしまうのかについては、まだはっきりとした原因は解明されていません。

円形脱毛症には大きく分けて、単発型、多発型、全頭型の3種類があり、最も多くの人に見られるのが単発型です。20歳未満で発症するケースが多いといわれています。単発の場合では、半年から1年以内で自然に治る確率は80％以上です。

多発型は、頭皮に2つ以上発生するタイプです。単発型に比べて脱毛斑が拡大することもあり、症状が改善するのに時間がかかりますが、ほとんどの場合は自然に治癒します。

全頭型は、全部の髪の毛が抜け落ちてしまう円形脱毛症です。円形脱毛症の患者さんの約1割が全頭型に移行するといわれているのです。完全に治すのに時間がかかり、副腎皮質ステロイド薬の投与などで治療します。このほか汎発型、多発融合型など脱毛が全身に及ぶことがありますが、他の病気が隠れていることもありますので、医療機関を受診するようにしましょう。

医療機関では、円形脱毛症が自己免疫疾患であることから、免疫機能を抑制する働きのあるステロイド剤を用いた治療法が広く用いられています。ステロイドの塗り薬や内服薬など、症状に応じた治療法がとられています。

円形脱毛症の治療に民間療法や鍼灸治療、さらには睡眠療法や漢方薬を使ったものなどそれこそ千差万別ありますが、いずれも科学的に検証されたものではないので、改善効果は期待できないと思ってください。

○代謝異常性脱毛症

代謝異常性脱毛症は新しい脱毛症の一つで、ホルモンバランスの乱れや食生活の偏り、無理なダイエットなどの生活習慣が原因と考えられています。また、タバコやアルコールの過剰摂取、環境ホルモンなども関係するとされているのです。

代謝異常性脱毛症で抜け落ちた毛髪の毛根部は非常に複雑な形をしていて、ゆがんだり、ぐるぐる巻いていたり、さらに極端に細くなっていたりしているのが特徴で、毛根の成長期になんらかのダメージを受けたのではないかと推測されます。

対策としては、規則正しい生活やバランスのとれた食生活など生活習慣の改善が重要になってきます。

●神経性脱毛症

神経性脱毛症は新しい脱毛症の一つで、ストレス過多などの精神的なものが影響して起こり、ストレス性脱毛症とも呼ばれます。脱毛の部位とそうでない部位の境界線がはっきりしないことが多く、ジグザグな形状をとることが多く見られます。

主な原因は、ストレスや不安などによる精神的な部分が影響したものと考えられていますが、ひどくなると髪の毛だけではなく、全身の脱毛を招くことがあるので注意しなければなりません。

原因となったストレスや精神的なものを取り除くことで治癒しますが、原因が不明な場合は長引くこともあります。

●圧迫性脱毛症

圧迫性脱毛症は、帽子やヘルメットなどを長時間かぶることによる圧迫などの外的な要因で起こる脱毛症です。外部からの髪の毛への過度な負担が原因です。帽子やヘルメット、ときにはかつらの着用が原因で脱毛が進むこともあります。

圧迫する原因となっている帽子やヘルメットなどを取り除いて対処しますが、仕事からどうしても帽子やヘルメットが欠かせないというときは、できるだけ外せるときには外すようにし、髪の毛へ負荷をかけないようにします。また、帽子などをかぶったままだと頭皮が蒸れてしまうことがありますので、空気を通すことも大切です。

薄毛隠しのために帽子やカツラをかぶっている人も注意しましょう。

●牽引性《けんいん》脱毛症

牽引性脱毛症は男性よりも女性に多く見られる脱毛症です。髪の毛を長時間きつく束ねたり、縛ったりすることが原因となります。編み込み型のエクステンション、ポニーテール、ひっつめ髪などのヘアスタイルは要注意です。さらに、くせ毛や縮毛を伸ばすためのヘアアイロンも髪の毛が強く引っ張られるので、使用には気をつけるようにしましょう。

牽引性脱毛症の予防には、毎日、締め付ける髪型にはしないようにし、分け目も変えるなど同じところに過度な負荷がかからないようにしましょう。

●粃糠《ひこう》性脱毛症

粃糠性脱毛症は、シャンプーや整髪剤が合わなかったり、すすぎが不十分だったり、また整髪料の使いすぎなどが原因となります。その結果、頭にフケが多くなって毛穴の出口をふさぎ、毛母細胞に栄養が届かないため、毛根が緩んで髪の毛が抜けていくのです。そのほかにも、ビタミンAやB_1、B_2の不足、不規則な生活習慣、アレルギー体質などでも起こります。前頭部から頭頂部にかけて脱毛が始まり、次第に拡大するのが特徴です。

フケがたくさん出て脱毛しただけでは、粃糠性脱毛症とはいいません。粃糠性脱毛症はフケがカサブタ状になり、毛穴をふさいでしまうほどの異常が発生する疾病です。頭皮は赤く、かゆみも伴い、髪の毛は細く乾燥してしまいます。

●脂漏性脱毛症

脂漏性脱毛症は、過剰に分泌された皮脂が毛穴をふさいでしまうことで、細菌やダニなどが繁殖して炎症や化膿を起こして抜け毛になる脱毛症です。

皮脂の分泌が特に活発になる思春期や成長期の男性に起こりやすく、食の欧米化など食事や生活習慣が原因とされますが、男性ホルモンの異常分泌が関係するといわれています。フケによって毛穴がふたをされた状態になると、毛包内の皮脂が表面に出られず、その結果、毛包内を逆流し毛乳頭が脂まみれになります。この脂によって血液中の栄養素が毛母細胞に届かず髪の毛が抜けるのです。

また、シャンプーやリンスに含まれる添加物であるセタノールやシリコンなどが毛穴の出口に残留または蓄積して毛穴をふさぐと、同じような脱毛症を引き起こすことがあります。

●薬剤性脱毛症

髪の毛は、前述したように、成長期→退行期→休止期→成長期……とへアサイクルを繰り返して成長していきます。ところが、それを阻害するのが薬です。薬には副作用がつきものですが、副作用によって髪の毛が抜けることがあるのです。

皆さんは、抗ガン剤の影響で髪の毛が抜けるという話を聞いたことがあると思います。抗ガン剤は細胞の分裂を抑制する薬です。抗ガン剤が投与されると、細胞分裂を繰り返して成長している成長期にある髪の毛が大きな影響を受けます。つまり、抗ガン剤によって細胞の分裂が抑制され髪の毛が抜けてしまうのです。

もちろん、抗ガン剤の投与量や種類によって脱毛する速さや範囲は異なります。また個人差もあるでしょうが、脱毛の範囲も広くなるようです。まつげや体毛にも影響を与えますが髪の毛ほど成長期の割合が少ないので、それほど大きくは目立たないといわれています。

さらに薬剤によっては、休止期の毛髪に影響を与える薬剤もあります。高血圧の治療などに用いられるα遮断薬やβ遮断薬、Ca拮抗薬、てんかん治療薬、血糖降下薬をはじめ、あらゆる薬剤が毛髪になんらかの影響を与えるといわれているのです。もし、処方された薬を飲んでいて抜け毛が目立つようなら、一度かかりつけ医に相談するとよいでしょう。

●びまん性脱毛症

びまん性脱毛症は、髪の毛全体が薄くなるのが特徴です。徐々に進行するのでなかなか気づきにくく、気づいた時には症状がかなり進行していることが少なくありません。男性型脱毛症（ＡＧＡ）の女性版で、別名「女性男性型脱毛症（ＦＡＧＡ）」と呼ばれます。

女性ホルモンは年齢とともに少しずつ減少し、閉経を迎えるころには急激にホルモンバランスが乱れてきます。いわゆる更年期障害が発症するのもこのころです。ＡＧＡの原因となる男性ホルモンが優位になるので脱毛も起こりやすくなります。さらに頭皮の潤いを保っていたコラーゲンや皮脂も減少するため、頭皮が乾燥して脱毛につながると考えられているのです。

そのほか、ダイエットや生活習慣の乱れ、過度のヘアケア、ストレスなども脱毛に関係しているといわれ、これらの原因さえ解消できれば症状が改善されやすいのが特徴です。

薄毛のシグナルに気をつけよう!

AGA(男性型脱毛症)

数多くある脱毛症のなかでも、わが国では1200万人以上の男性がAGAによって薄毛や抜け毛に悩まされているといわれています。本書でも折に触れて説明してきましたが、だんだんと額が後退し頭頂部が薄くなるなどの症状が特徴です。このような髪の毛の変化は、早い人で20代前半から始まるといわれます。そのまま放置していると十分に髪の毛が育たないままどんどん抜け落ちてしまい、年を重ねるごとに薄毛が目立つようになるのです。

原因として、男性ホルモン(テストステロン)が大きく関係していると考えられ、そのほかにも遺伝やストレス、食事、生活習慣、加齢なども関わっているとされています。

ＡＧＡの進行は、きわめてゆっくり進行するためにその変化には気づきにくいのですが、次のような症状が見られたときは、ＡＧＡの入り口に立っていると思って注意してください。

①髪の毛が細くなると同時に、軟らかくコシがなくなり髪全体のボリューム感がなくなってくる（側頭部や後頭部の髪の毛と頭頂部や前頭部の髪の毛の太さやコシなどを比べるとわかりやすい）。
②分け目のところが広がり地肌が目立つようになる。
③1日の抜け毛が200本以上になる。目安としてはシャンプー後のお風呂場の排水口が毎日毛で詰まるようになる。
④朝起きたときに枕にたくさんの抜け毛が目立つようになる。抜け毛がどれも細い。
⑤額の生え際が以前に比べて広がっているように感じる。
⑥髪型がセットしにくくなり、風呂上がりなどは髪がぺちゃんこになりやすく地肌が目立

つようになる。

AGAの進行度をハミルトン・ノーウッド分類で知る

AGAの症状や自分が今どの程度の進行度なのかを把握するにはハミルトン・ノーウッド分類を用います。「ハミルトン・ノーウッド分類」とは、アメリカのJ・B・ハミルトン医師が男性型脱毛症の進行パターンを7つのステージに分類したもので、のちにO・T・ノーウッド医師によって改定がなされ、全世界でAGAの診断基準として使われています。

AGAは、前頭部の生え際が後退するM型、頭頂部から脱毛していくO型に分けられ、どちらか一方もしくは両方いっぺんに進行します。ただし、日本人で多い症状は頭頂部が主体で薄くなっていくVertex型という症状です。

《第1段階》

・分類レベル1……正常状態で、抜け毛が始まっていないか、始まっていても気づかない程度で、髪の毛の再生が追いついている状態です。

男性型脱毛症の分類

欧米でよく使われているハミルトン・ノーウッド分類

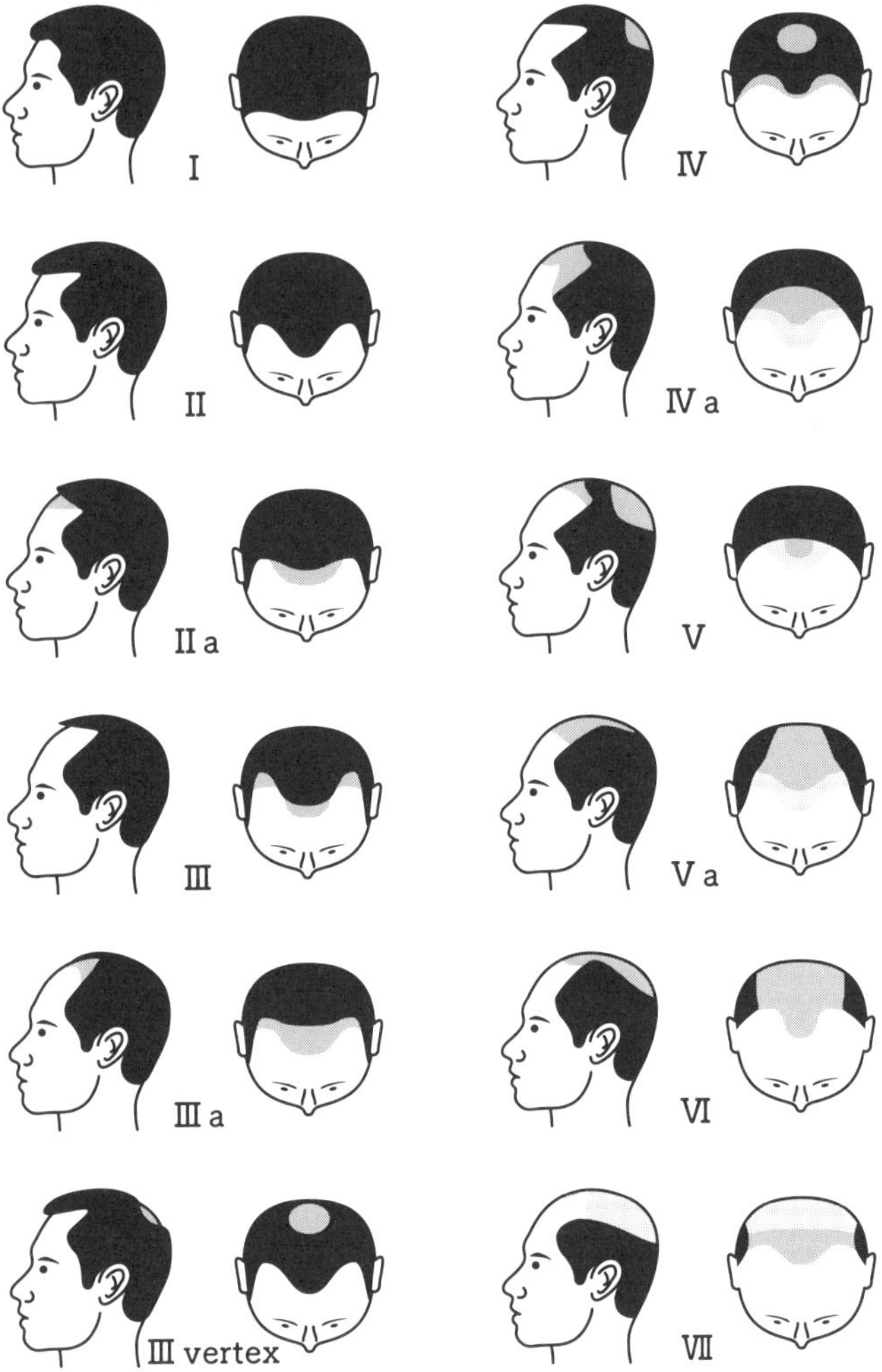

（参考資料：荒尾竜喜編さん『毛の医学』134、光文堂、1987 年）

・分類レベル2……前頭部がやや後退し、生え際から薄毛が進行し始めて、なんだか薄くなってきたなあと実感しだしたころ。抜け毛が相対的に増えてはいるものの見た目にはまだ問題のない状態。

《第2段階》

・分類レベル3……生え際から徐々に薄毛の進行が目立ち始め、頭髪全体のボリューム感もなくなった状態。

・分類レベル3（Vertex型）……レベル3の状態に加え、頭頂部の薄毛がO型に進行してきた状態。

・分類レベル4……生え際から頭頂部にかけて薄毛がかなり進行している状態。

《第3段階》

・分類レベル5……生え際から頭頂部にかけて薄毛が進行して毛のないところがはっきりとし、微妙につながっているような状態。

・分類レベル6……生え際から頭頂部にかけて毛のないところがかなり広がり、はっきりハゲとわかる状態。
・分類レベル7……全体的にかなりハゲが進行している状態。

治療は〝早めに〟が基本

インターネットのあるサイトにおける「薄毛・抜け毛に関するアンケート」で、「薄毛対策で最も後悔していることは？」と尋ねたところ、最も票が多かったのは「まだ大丈夫だと思ったこと」「なにも対策を行わなかったこと」となっていました。薄毛や抜け毛はなにもしないで改善するものではないのです。

薄毛がかなり進行してしまった時点でようやくＡＧＡの治療を始めても、進行しすぎると治療が難しくなり、治療費や期間もそれだけかかることになります。

前述のノーウッド分類レベル3ぐらいまでだったら、まだ毛母細胞が生きているので、治療の効果は出やすいのです。ところが分類レベル4以上になると、毛髪が生える可能性は残されているものの、全般的に薄毛が解消したといえる水準まで発毛効果が得られるかどうかは難しくなってきます。

なぜ、AGAの治療は早めに始めるのがいいのでしょうか。それは、人間の細胞分裂と大いに関係してきます。

一般に、人間の細胞分裂の回数は、一部の生殖系の細胞を除いて回数に限界があるといわれています。細胞分裂のたびに新しく生まれ変わっているのであれば、まさに私たちは「不老不死」となるのですが、決してそういうわけにはいきません。細胞分裂の回数は、一生のうち約40~50回で終わりとプログラミングされているのです。この回数を決めているのがテロメアです。テロメアは染色体の末端に存在している構造体で、細胞が分裂するたびにテロメア自身が短くなっていきます。

テロメアが短くなることで細胞は分裂をしなくなり、そういった細胞は年齢を重ねるにつれて増えていきます。いわゆる「老化」現象です。老化した細胞が増えていくことで私たちも老化していきます。これは髪の毛を生成する毛母細胞でも同じことがいえるのです。細胞分裂を40〜50回繰り返すと毛母細胞は寿命を迎えてしまいます。

ヘアサイクル（毛周期）に従い、毛母細胞が一定の周期で分裂を繰り返して髪の毛をつくっていると第1章で説明しましたが、ヘアサイクルは無限に行われるのではなく限りがあるのです。正常なヘアサイクルの周期は3〜6年です。仮にヘアサイクルを3年、分裂回数を40回で計算してみると、毛母細胞の寿命は約120年ということになります。私たちの寿命を考えれば十二分に再生できる計算です。どんなにヘアサイクルが乱れても髪の毛はいつまでも再生可能と思われますが、とんでもありません。

ヘアサイクルが1年まで短くなってしまうと、1年×40回で寿命は40年です。また、1年の半分、0・5年だとするとわずか20年で寿命を迎えてしまうことになります。

「薄毛対策はハゲが目立つようになってからでも遅くはない」と思っていませんか。薄毛に気がついてからなにもしなかったり、間違った対策の「空白期間」が長いと、問題はより深刻化します。すでに細胞分裂の回数が寿命を迎えてしまった毛母細胞から、新しい髪の毛を生やすことはできないからです。

また、分裂回数の「余命」が2~3回しか残っていない場合、せっかく毛母細胞が活性化しても新しい髪の毛が生えてくるのは2~3回×3年で、10年もしないうちに髪の毛が生えることはなくなってしまいます。だとすると、分裂の回数がまだたくさん残っているうちに、正しい薄毛対策を行えば髪の毛が無くなることはありません。

第3章

根拠のない薄毛対策がまかり通っている

人類の歴史とともにあった薄毛対策

他人を揶揄《やゆ》する言葉に「チビ、デブ、ハゲ」があります。なかでも「ハゲ」は一般的によいイメージで語られることはありません。それは、古今東西両洋を問わず変わりはないようです。

『旧約聖書』に怪力無双の持ち主として登場するサムソンは、力の秘密が髪の毛にあることがわかってしまい、デリラの密告によって髪の毛を剃られて力を失います。これは、髪の毛にパワーが宿り、それを無くすことでパワーが衰えることを象徴した話ですが、髪の毛を失うことのマイナスイメージを暗示しているのです。

古代エジプトでは、パピルス文書やピラミッドの遺跡から、すでに「発毛剤」が使われていたことが明らかになっています。神に祈りを捧げながら頭に、ワニやヘビ、ライオンからとった油やはちみつなどを塗ったといいます。さらに、エジプトではミイラとともにカツラがいくつも出土しているのです。カツラにせよ、育毛剤にせよ、どれだけ効果があったかは疑問ですが、時の権力者にとっては薄毛対策に心を砕く日々だったのでしょう。

古代ギリシャの医者ヒポクラテスは、医学を原始的な迷信や呪術から切り離し、臨床と観察を重んじる経験科学へと発展させたことで有名ですが、彼もまた薄毛に悩まされた一人です。文献によると、育毛剤の研究・開発に努めハトのフンや香草などを自分の頭に塗って試したといいます。しかし、効果的な育毛剤を開発するには至らず生涯の幕を閉じたのです。

また、古代ギリシャの哲学者アリストテレスの悩みも薄毛でした。「髪の毛は温かく湿ったところに生える」と考え、大胆にも薄くなった頭にヤギの尿を塗っていたといいます。

古代ローマの皇帝ジュリアス・シーザーも薄毛で、どんどん後退する髪の生え際を隠すために月桂冠を常時着用するようになったのです。このハゲを隠す風潮はヨーロッパで綿々と受け継がれていきます。17世紀のフランス王ルイ13世は若ハゲだったことから早々とカツラをつけるようになりますが、臣下もまねをしてカツラをかぶったことから、カツラ着用が正装になったのです。ナポレオンも薄毛で、今日に残った数多くの肖像画の多くは二角帽をかぶっていますが、これは、威厳を保つために公衆の前にでるときは帽子で薄毛を隠していたためと伝えられています。

日本も例外ではなく、豊臣秀吉は織田信長から「はげネズミ」、明智光秀は「キンカン頭」と呼ばれていたようです。光秀が本能寺の変を起こしたのは、日ごろから「キンカン頭」と呼ばれていた屈辱を晴らすためだったのかもしれませんね。

無駄な育毛法には手を出さない

抜け毛や薄毛に悩んでいる男性は、本格的な薄毛治療を行うよりも前に、ドラッグストアなどで手軽に購入できる発毛剤・育毛剤・養毛剤、あるいは育毛シャンプーを使うことが多いようです。これらの製品は、使っていればあたかも「発毛」「育毛」が可能なように宣伝していますが、科学的根拠はないということをしっかりと覚えておいてください。

最近では、簡単にネットランキングなどで評判や効果を比較検討しやすくなっていますが、効果は疑問です。いや、医師の立場から断言すると、まず市販されている発毛剤や育毛剤、養毛剤は、なんの効果もなく薄毛対策として期待できないものと思って間違いありません（ただし、「フィナステリド」という成分の入った飲み薬か、「ミノキシジル」という成分が配合されている塗り薬は、AGAに悩んでいる人にはかなりの効果が期待できます。（103ページ以降で解説しています）。

●育毛剤の宣伝文句にだまされるな

みなさんは発毛剤、育毛剤、養毛剤という言葉からどのようなイメージを受けるでしょうか。薄くなった頭部にこれらの発毛剤や育毛剤を塗ることで、髪の毛がフサフサと生えてくるといったものでしょうか。

確かに、発毛剤や育毛剤の宣伝文句やキャッチコピーには「すぐに効果が実感できる！」とか「使った人の喜びの声を紹介！」と、迷っている消費者の背中を押すような美辞麗句が並んでいます。薄毛をコンプレックスに感じている人は、おそらく何度もそういった言葉につられて育毛剤を購入しているはずです。

ところが、効果が全く実感できなくても、「こんどの商品はいままでのとは違うかもしれない」という淡い期待、一縷《いちる》の望みをかけています。販売する側は、薄毛というコンプレックスをもつ人のそういった「弱み」につけこんでくるのです。

しかし、本当に髪の毛がなくなったり、薄くなったところから、髪の毛がニョキニョキと生えてくるのでしょうか？　実際はそんなことはありません。

○「医薬部外品」とか「薬用」とはなんのこと？

発毛剤や育毛剤の多くは、「医薬部外品」とか「薬用」などと書かれています。これらは、どのようなものなのでしょうか。

一般的なスキンケア用品は薬機法（旧薬事法）により、「医薬品」「医薬部外品」「化粧品」のどれかに分類され、効果・効能の範囲が明確に分かれています。

「医薬品」は、病気の治療を目的として医師による処方の下で管理される薬で、臨床試験を経て病気の治療や改善する効果が認められているもの。配合成分やその分量、1回の使用量、使い方などが決められており、効果や安全性、副作用を厚生労働大臣や都道府県知事が認めたものと規定されています。

一方、「医薬部外品」は医薬品よりも効果が緩やかなもので、厚生労働省が許可した効用のある成分が一定の濃度で配合されてはいるものの、医薬品と違って病気の治療効果は認められないものです。つまり、ほとんどの育毛剤は医薬部外品ですが、髪の毛が生える効果は保証できませんよというものです。さらに「厚生労働省認可」と明記した育毛剤があります。厚労省が認可した薬用成分が入ってはいますが、必ずしも髪の毛が生えることを保証したものではないのです。これらの違いをしっかりと覚えておくとよいでしょう。

また、医薬部外品には粗悪な製品もかなり多いので気をつけてください。頭皮の血行促進、毛母細胞の活性化など根拠のない育毛作用を謳い、適当な成分構成で製品化しているものもあるのです。知識のない人にとっては、それらしい効能を見ると効果があるに違いないと思ってしまいがちですが、決してそんなことはありません。注意が必要です。

「化粧品」とは、医薬部外品と比較してもさらに効能や効果が緩やかで、清潔にする、美化する、魅力を増す、髪の毛を健やかに保つなどの目的で使用される毛髪ケアを目的とした製品です。

さらに「薬用」と謳っている育毛剤がありますが、これも医薬部外品の育毛剤のことです。すなわち、育毛剤は医薬部外品に分類されるものが多いのですが、なかには有効成分が少ないため医薬部外品とならずに単なる化粧品にしかならないものがあります。このようなものと区別するため、医薬部外品に認定された育毛剤を特に「薬用」とつけているだけです。

●育毛シャンプーに惑わされない

薄毛に悩む人にとって、普通のシャンプーを使うよりも「育毛シャンプー」(育毛コンディショナーも）のほうが効果があるかもしれない、育毛剤は高いけど、育毛シャンプーならそこそこ買える範囲だし……そういった理由で育毛シャンプーを手にとって使っていませんか。

育毛シャンプーとは、「医薬部外品」として厚生労働省の認可を得たものです。普通のシャンプーは「化粧品」に分類されています。ただし、前述したように、医薬部外品とは厚生労働省が認可した育毛に有効とされる成分が一定量配合されているもののことですが、数多くある育毛剤と同じように「育毛シャンプー」を使えば、髪の毛が生えるということを保証しているわけではありません。

普通のシャンプーでも、「髪の毛にツヤを与える」「フケやかゆみを抑える」などの広告表現が可能です。スキンケアの化粧品と同じように、「肌に潤いを与える」といったものと同等の成分が入っているのです。それに対して、医薬部外品の育毛シャンプーは、成分に育毛効果があるものが配合されているとはいえ、広告表現上では「フケやかゆみを防ぐ」「毛髪・頭皮の汚れやにおいを防ぐ」「頭皮を清潔にする」などです。「フケやかゆみを抑える」が「フケやかゆみを防ぐ」になった程度で、その効果にはほとんど差がないといってもよいでしょう。

育毛シャンプーは薄毛対策にはなんの効果もありません。シャンプーはあくまでもシャンプーでしかなく、髪の汚れをとったり、フケの発生を抑えるのに役に立つだけなのです。

また、通常のシャンプーよりも割高な育毛シャンプーを使うほうが、薄くなった髪の毛に良さそうだからということもありません。また、「薬用シャンプー」も、なにか髪の毛に良さそうな響きを与えますが、これも育毛シャンプーと同じものを言い換えているだけです。

●頭皮マッサージは効果があるの?

発毛シャンプーや発毛剤の広告には必ずといってよいほど、頭皮マッサージの効能や方法が謳われています。頭をもみほぐす方法はそれこそ枚挙にいとまがないほど多種多様で、インターネットでもさまざまなやり方が出ています。

ところで、頭皮マッサージには、どの程度効果があるものなのでしょうか。

頭皮をマッサージで刺激することで、血行がよくなり頭皮全体に栄養が行きわたるようになります。さらに、毎日の生活でどうしても毛穴は老廃物で詰まってしまい、そのため発毛を促す毛乳頭の働きが弱くなり、これが薄毛や抜け毛の原因となるのです。頭皮マッサージによって新陳代謝が活発化し、老廃物がとり除かれ毛乳頭が活発に働いて、毛母細胞が新たにつくられることが大いに期待できる――これが、頭皮マッサージがなんとなく効果があるかもしれないと思えるゆえんです。

しかし、頭皮マッサージで血行をよくするといっても、血管は全身につながっているので頭皮だけをマッサージしても効果は出ません。たとえ、血行がよくなったからといっても、それは一時的なもので、すぐに血行は元どおりになってしまいます。さらに、頭皮は敏感で、むやみに指先でマッサージすると指や手先についている細菌が頭皮に付着してしまいます。それが原因となって薄毛や抜け毛につながることも可能性としてあります。強いマッサージをすることで、頭皮の毛細血管がダメージを受ける危険性もあるのです。

やさしくもみほぐすように、ていねいにマッサージを続けていると、固くなっていた頭皮が柔らかくなることは事実です。頭皮が柔らかくなると、血行がよくなっている実感があり固いときよりも髪の毛が抜けにくくなります。

しかし、薄毛をマッサージで改善することはありません。

ヘッドスパはストレスの解消に役立つだけ

頭皮マッサージを美容院や理容院などで行うようにしたものの一つにヘッドスパがあります。いわゆる温水シャワーを利用したもので、リラックスできストレスの軽減に役立つことから、最近はエステサロンや発毛サロンでも行うところが増え、ヘッドスパ専門店もお目見えするようになりました。また、自宅で行えるヘッドスパ感覚の頭皮マッサージ器も販売されています。

さらに、次のようなヘッドスパのメニューがあります。

《炭酸ヘッドスパ》
炭酸水を利用して、頭皮や毛穴、毛髪に付着する皮脂や汚れを取り除きます。

《ハニーパックスパ》

ハチミツを配合した薬用の頭皮パックを含めたヘッドスパです。

《オイルヘッドスパ》

オリーブオイルやホホバオイル、椿油などを活用して、毛髪の乾燥をオイルの高い保湿力で防ぐというものです。

《アロマヘッドスパ》

天然植物のアロマ精油を使ったヘッドスパです。自分の好みのアロマオイルを選んでリラックス効果を高めます。

《ヘナ・ヘッドスパ》

ヘナという植物の葉を乾燥させ粉末にした染料をオイルなどと一緒に髪の毛にトリートメントするヘッドスパです。

《シロダーラ》

インド伝統的医学アーユルヴェーダのシロダーラという考えに基づいて、体温よりほんの少し高めのオイルを頭部に垂らし続けるヘッドスパです。

《クリームバス》

インドネシアのヘッドマッサージで、自分の好みのオイルを使って髪の毛と頭皮をマッサージするヘッドスパです。

《スカルプヘッドスパ》

スカルプとは頭皮、いわゆる頭の地肌という意味で、頭皮の毛穴の汚れと詰まりをとることを目的としたヘッドスパです。

《頭蓋骨矯正ヘッドスパ》

わずかなズレが生じている頭蓋骨のつなぎ目（縫合）をマッサージなどで整えることで、頭皮や髪の毛の環境を改善するものです。

《超音波ヘッドスパ》

超音波の振動によって毛穴に詰まった汚れを分解し、髪の毛や頭皮環境を整えます。

《バキュームシステム》

毛穴の汚れなどを根こそぎ吸い出すもので、薬剤やマッサージののちにキャップをかぶり、キャップ内の空気を抜いていきながら同時に毛穴に詰まった皮脂や汚れを浮き上がらせて頭皮環境を整えるスパです。

………

一例をあげただけですが、新しいヘッドスパが次から次へと生まれています。確かに、リラックス効果はあるでしょうが、頭皮マッサージと同じで、医学的にはなんの根拠もなく、薄毛が改善したり、毛が生えてくることはありません。

●育毛サプリメントでは毛が生えない

サプリメントがブームといってよいほど、さまざまな種類のものが売られています。疲労回復のみならず、膝痛や腰痛などの痛み軽減、栄養素の補給、医療的な効果を謳ったものなど、ドラッグストアやネット通販では百花繚乱、あらゆるものがサプリメントとして登場しています。そして、当然のことながら、「育毛サプリ」も堂々と売られています。

謳い文句として、「育毛サプリは決められた分量を飲むだけなので、簡単に育毛対策を始めることができる。育毛剤や育毛シャンプーは、ある程度時間をかけて育毛のケアをしなければならないが、育毛サプリだと、飲むだけ！　どんな人にもオススメ」というものです。また、育毛剤などと違って使っていることがバレにくいので、外出先でもどこでも安心して飲むことができるとしています。

多くの育毛サプリに含まれるもののなかで代表的なのはノコギリヤシですが、これは、脱毛を引き起こす5αリダクターゼという還元酵素を抑制する効果があります。ヘアサイクルを乱すジヒドロテストステロン（DHT）の働きを弱めるとされている酵素です。また、亜鉛も多く含まれる成分ですが、これは、毛髪の成分のケラチンを合成する働きがあり摂取することで育毛が期待できます。

このほかにも、唐辛子類に含まれるカプサイシンもありましたが、最近では副作用があることから成分から除外される傾向にあるようです。

さて、いいことづくめに思える育毛サプリですが、はたして薄毛に効果があるのでしょうか、ほんとうに髪の毛が生えてくるのでしょうか。

医者の立場からすると、育毛サプリには髪の毛が生えてくるという「効果は全くない」と断言できます。ノコギリヤシに含まれる成分や亜鉛などは医薬部外品の育毛剤などにも含まれるもので、薄毛に対する改善効果は期待できないことはすでに説明しました。さらに、サプリに入っている成分は、ほとんどが普通の食物からも摂取可能で、日ごろからバランスのよい食事を心がけていれば、それで十分に間に合うものばかりです。

●育毛サロン、育毛サービスで毛は生えるのか

インターネットで「薄毛」や「ハゲ」をキーワードに検索すると、「発毛サロン」や「育毛サロン」「増毛サロン」「育毛サービス」のバナー広告や関連サイトがずらーっと並んで出てきます。「サロン」と聞くと、診療室のようなところで、白衣を着た専門家が悩みを聞いて、薄毛対策を施し、何回か通えば髪が生えてくる——そういったイメージをもたれる方も多いでしょう。

発毛サロンや育毛サロンなどでは、実際にどのような方法をとっているのでしょうか。多いのが、薄毛の部分を拡大鏡で見ながら（見せながら）、「今のままなら薄毛はどんどん進行してしまいますよ」と恐怖をあおり、マッサージやシャンプー、育毛剤を売りつけるスタイルです。頭皮マッサージや、さまざまなヘッドスパを施術として勧める商法といってよいかもしれません。

「サロン」では医療行為はできません。相談にのったり施術を勧めるのは、白衣を着ていても医師ではないのです。まず、サロンに行ってみようと思ったら、そこに医師がいるかどうか確認してください。実は「◎×医師が管理」「×◎クリニックと併設」とあっても、必ずしも医師が診るわけではありません。医師が常駐し、きちんと診療行為を行っていることを確かめることが重要になります。そして、発毛サロン、育毛サロンが問題になるのは、効果がないばかりか不当に高い料金をとられることです。

私たち国民の生活上で起こる問題の解決を支えている国民生活センターは、個人では泣き寝入りを余儀なくされるような難しい問題についても、心強いサポートをしてくれる独立行政法人です。ここにはさまざまな生活相談や業者への苦情などが寄せられますが、なかでも近年増えているのが「育毛サービス」についてです。

相談件数は、年間で約700件に及び、社会的な問題の一つとなっています。相談しないであきらめているケースは700件の何倍も何十倍にも上っているでしょう。育毛サロンなどの利用割合が多い年代は20代です。いわゆるヤング世代にもかかわらず抜け毛症状が現れると焦ってなんとかしなければと、すがる思いでサロンの門を叩いてしまうのです。そこで言われるままの高額な投資をして悪質なサービスの被害にあったケースや、症状に関する知識やサービス内容の確認を怠り、イメージしていた効果を得られないという事態などがおこっています。

●国民生活センターに寄せられたトラブル事例

国民生活センターのホームページには次のような相談事例が掲載されています。

――毛髪が細くなってきたのが気になり、店舗に出向いた。店員から「気になる部分が確実に治る」と説明されて、育毛サービス165万円を契約し、クレジット（60回払い）で払うことにした。しかし、理髪店に行ったときに、理容師に「髪は太くならない」と言われ、このまま長く続けるとお金だけがかかり効果はなさそうなので解約したいと思った。24回（1カ月に2回ずつの1年間）施術を行うことになっていたが、そのうち2回だけサービスを受けた後に解約を申し出ると、育毛サービスやヘアケアサービスの料金の25％に当たる30万円を解約金として支払うように言われた。解約金が高額である。（20歳代　男性　給与生活者）

育毛サービスでは、契約期間がある程度長期間になる傾向があり、長い間には病気、けが、転居等の理由でサービスを受けられなくなることもあります。こうした場合、消費者が解約を申し出ても「すぐ解約に応じない」「解約料が高額だ」という苦情が寄せられています。——

育毛サービスと似たような業種であるエステティックサービスには、特定商取引法で「特定継続的役務提供」として規制が設けられています。中途解約時の支払額の上限が定められているのですが、育毛サービスには法的規制はありません。

そのため、業界団体の日本毛髪業協議会が自主基準を定めています。契約した業者が当該協議会の加盟業者であれば、自主基準が適用されることになっているのです。この自主基準には、クーリング・オフ制度や中途解約などが盛り込まれ、「確実に治る」とか「このままでは抜け毛がますます進行する」などといった表現で契約したりすると、契約の取り消しができるとされていますが、実際問題として個別な事例に適用できるかどうかははなはだ疑問です。

さらに、育毛サロンが関連した主な事例としては、以下のようなものがあります。

・医学的根拠がないにもかかわらず「◎◎脱毛症」などと診断する。

・医学的根拠がないにもかかわらず「必ず髪の毛は元どおりになる」「フサフサになる」などと言って勧誘し、高額なサービスの契約をする。

・回復が一向に見られない。

・悪質な施術によって頭皮を傷める。

・ヘアケア商品を次々と勧められ、断ることができないような雰囲気にさせる。
・施術は長期間の契約になり、中途で解約すると、高額な解約料や違約金をとられるケースがある。

育毛サロンや発毛サロンなどでサービスを受けたいと思っているとしたら、ちょっと立ち止まってここに書いてあることを思い出してください。

増毛法のからくり

増毛法とは、自分の髪の毛1本の根元に複数の人工毛髪を結びつける方法です。最近では、テレビCMなどでも芸能人や有名人が利用していると謳っており「増毛法」という言葉だけでもおなじみの方もいるのではないでしょうか。

薄毛になった→即カツラ、というとかなり抵抗感のある人も、気になる部分に希望する本数だけできる増毛法なら、なんとなくバレることはなさそうだし、費用もカツラほどかからないらしいから気楽にやってみようと思う人もいるのではないでしょうか。実際、私は某カツラメーカーのヘアサロンの門をたたき、そこで増毛を勧められました。「カツラや植毛よりも初期費用は一般的に安価で、短期間で確実に自然に髪の毛のボリュームアップができるから」と。説明を受ければ断るのは難しくなります。

ところが、みごとに落とし穴にはまってしまったのです。薄毛が始まっているところは、細く、コシが弱くなっている髪の毛です。その髪の毛を引っ張って人工毛を結びつけなければなりません。それだけで髪の毛にはかなりのダメージになります。そのうえ、髪の毛は成長します。

1カ月ほどたつと、人工毛を結んだところが上にあがり、クシを入れると、髪の毛が引っかかって抜けてくるようになったのです。あとでわかったのですが、これは「牽引《けんいん》性脱毛症」(44ページ参照)といって医学的にもはっきりとした病気になります。

これによって、残り少なくなっていた髪の毛がますます少なくなってしまったのです。

こんなはずではない、と誰しも思うでしょう。さっそく、私は担当者にクレームをつけたのですが、あらかじめクレームをつけられるのがわかっていたかのような対応でした。担当者はこちらの怒りを静めるために、まず、丁寧に謝るのです。

「申し訳ありませんでした。たいへんつらいお気持ちはわかります。だけど、いまここであきらめたら、これから長い人生を周囲の冷たい視線に耐えていかなければならなくなります。増毛法では不幸にも結果は出ませんでしたが、どうでしょう、いっしょに頑張ってみましょう」と、勧められたのがカツラです。

カツラと聞いて初めは尻込みをします。しかし、よどみのないセールストークに、いつしか心はグラグラと揺れていました。でも、気に入らなかったり、高額だったら断ればいいのだからと自分を納得させていたのです。

とうとう最後は「試しにつけてみて、ご判断ください」といわれて装着しました。そこには自分が思い描いていた理想のフサフサ髪の私がいたのです。これを見たらもう後戻りはできません。断る勇気は雲散霧消。ほどなくして私はカツラの申し込みをしていました。

後になって気がついたのですが、これは、増毛法→カツラへの流れに乗るように仕向けられていたのです。増毛治療コースの顧客リストが、そのまましっかりとカツラ予備軍となり自然とカツラの契約へ引き込まれていました。

もちろん、カツラを装着すること自体は悪いことではありません。しかし初めはカツラを勧めるのではなく、増毛法という甘いエサで釣って薄毛にダメージを与えてカツラへの抵抗感をなくしてしまう、その商売の手口に怒りを覚えるのです。

私のクリニックにいらっしゃる患者さんと話していると、若い人ほど、まず初めに増毛法を試して、それからカツラを勧められるケースが多いことがわかります。薄毛に気がついた早い時点でうちのクリニックに来ていれば、増毛法やカツラで無駄な出費をしないで済んだのにと残念でなりません。

●増毛法はやがて減毛になる

増毛法としては、現在、次の3つの方法が主流のようです。

《編み込み式増毛法》

3本の糸を編み込むことで髪全体に土台をつくり、そこに束となった人工毛を30～40カ所かがり付けして編み込む増毛法です。自毛や頭皮への負担も少ないといいますが、自毛が伸びてくることで編み直しが必要となります。月に1回程度のメンテナンスが必要です。

《結毛式増毛法》

自毛1本1本に人工毛3～6本を結びつけて増やしていく増毛法です。ライン上に束ねた人工毛をまとめて結びつける方法もあります。結びつけていくため、自毛への負担があります。また、自毛が伸びると結び目もずれてくるため月に1～2回のメンテナンスが必要です。

《接着式増毛法》

人工の毛を植毛した人工の膜（シート）を頭皮に貼って増やす増毛法です。シートは極薄素材が使われ、編み込み式や結毛式よりも古くから行われています。自毛がない部分にも髪の毛を増やすことができ、生え際などもリアルに再現することができるといいます。

他の増毛方法に比べて頭皮トラブルが起こりやすいのが難点です。シートが頭皮を覆ってしまうので、接着面がムレやすく、特に肌が弱い人ではかぶれや赤みなどの炎症が出ることがあります。また、シート部分はすべて人工毛なので、自毛を活用しながら増毛する編み込み式や結毛式に比べると、どうしても仕上がりが不自然になりやすいようです。

これらの増毛法に共通するのは、定期的なメンテナンスが必要不可欠で、費用は高額にならざるをえません。自分の髪の毛が抜けると増毛した部分も抜けたり、頭皮へのダメージが避けられないマイナス面があります。そして、進行する薄毛や脱毛症状を止めることはできず、根本的な対策にはなっていないのです。

「植毛」という選択肢を考える

「植毛」とはその名前のとおり、田植えのように頭皮に髪の毛を植えつける方法です。直接髪の毛を頭皮に植えつけていくため、施術が成功すれば植えつけた髪の毛の本数が増えるわけなので薄毛の解消にはなります。カツラなどのように、髪の毛がずれたり外れたりする不安や心配の必要がありません。

植毛には「自毛植毛」と「人工毛植毛」の2種類の方法がありますが、どちらも育毛や増毛と違って医療行為であるため医師の手によって実施されなくてはならないと、法律で決められているのです。これは、人体の安全などの観点から一般の人が医業を行うことを禁止するために定められています。それだけ植毛は人体にとって負担になる施術といえるでしょう。

それでは人工毛植毛と自毛植毛のそれぞれの特徴を説明していきましょう。

アメリカでは禁止されている「人工毛植毛」

「人工毛植毛」とは、ポリエステルやナイロンなどの合成繊維でできた「人工毛」を頭皮に植え込んでいく植毛法です。日本で開発された技術で、かつては日本で植毛といえば人工毛植毛をイメージする人も多くいました。

人工毛植毛では、希望どおりの毛髪の量を増やせるばかりか髪の毛の長さも自由につくれるので、好みのヘアスタイルを実現することができます。ただし、リスクはつきものでトラブルが多いのも事実です。植毛先進国といわれるアメリカでは法律で人工毛植毛が禁止されています。刺青は問題なしと認められているのに、人工毛植毛はダメというところが面白いところです。ヨーロッパでも人工毛植毛は問題視されています。

わが国でも、人工毛植毛は「日本皮膚科学会」の『男性型脱毛症の診療ガイドライン』では最低ランクのDランク（行わないように勧められる）です。これは人工毛植毛は行わないようにという意味です。なぜ、人工毛植毛はアメリカでは禁止され日本での評価も低いのでしょうか。

私たち人間の体には、体内へ侵入してくる異物などから身を守るために免疫システムが備わっています。このような異物には、細菌やウイルスなどの微生物、寄生虫、ガン細胞、さらには移植された臓器や組織などが含まれます。人工毛も当然のことながら異物です。

免疫システムは体の一部であるもの「自己」とそうでないもの「非自己」とを区別します。非自己として認識された物質は、体の免疫反応を刺激し異物を体外に追い出そうと作用します。

異物である人工毛は体外に排出されようとするため、抜けやすくなっているのです。せっかく植毛をしても少しずつ抜け落ちていき、1年もすれば60～70％がなくなってしまうといわれています。せっかく植えた毛がなくなってしまうため、見た目を維持するためには年に何回も繰り返し植毛をしなければならなくなるのです。さらに、人工毛が抜けるだけでなく、免疫反応がより過剰になってアレルギーを起こすケースもあります。

抜けやすい人工毛をなるべく抜けないようにするためには、頭皮の奥深くまで差し込んでしっかりと固定する必要があります。ところが人工毛が切れると、皮膚の中に根元だけが残って取り出すのが困難になるという問題も起こるのです。

また、毛髪は毎日少しずつ伸びることで、毛髪の根元にたまった皮脂や垢、ほこりなどの汚れを自動的に押し出しています。しかし、人工毛は成長しないため、移植した部分には汚れがたまり細菌が繁殖しやすくなっているのです。そのため、切れて頭皮中に埋もれたままになっている人工毛から細菌に感染し、頭皮が炎症を起こしてただれたり化膿したりすることもあります。炎症を起こしたり化膿しているのは免疫反応の結果ですが、異物と戦っているために起こる現象です。

さらに、化膿したり炎症を起こした頭皮は、繊維化して硬くなり血行が悪くなるのです。それによって、もともと生えていたまわりの自毛がダメージを受け、抜けてしまい生えてこなくなることもあります。

私のクリニックにも、人工毛による植毛で頭皮にトラブルを抱えた患者さんが駆け込んできます。炎症を起こしたり化膿していて、まさに見るも無残な状態です。炎症や化膿を抑えるには、異物――人工毛を排除しなければなりませんが、毛穴の中で深く切れてしまっているので、これを取り除くのは至難の技です。このように危険を伴う術式であることから、人工毛の植毛はアメリカでは法律の上からも禁止されています。

日本では禁止されていないため、まだまだ施術しているところも多く被害の報告は後をたちません。なぜ、禁止されないのか、医療当事者である私にとっては不思議だと言わざるを得ないのです。

拒絶反応の心配がない「自毛植毛」

健康な髪が生えている後頭部や側頭部などから、皮膚といっしょに毛根ごと毛髪を採取して移植する薄毛治療法です。自毛植毛は医療行為にあたるので、医師に限って認められている施術です。

欧米では盛んに行われている方法で、イギリスのサッカークラブの名門プレミアリーグのマンチェスター・ユナイテッドに所属するウェイン・ルーニー選手が、自毛植毛の施術を受けて大きな話題になりました。ルーニー選手は、20歳代前半からすでに薄毛が進行しかなりな悩みのタネになっていたようです。そこでルーニー選手が選んだのが自毛植毛で、2011年6月に1度目の手術を受け、約2年後の2013年6月に2度目の手術を受けました。

その結果について、ルーニー選手はツイッターで次のように発信しています。

「フォロワーのみんな、僕は植毛の手術を受けたんだ。さすがに25歳でハゲるつもりはなかったからね。いまはすごく満足しているよ」

マスコミはルーニー選手の頭のようすをこぞって報道しました。手術前と比べてどう変わったのか、写真を見るかぎりかなり効果的だったようです。

自毛植毛は、麻酔を使う外科手術なので手術中の痛みはありませんが、術後麻酔が切れてくるとしばらくの間は痛みが残ります。植毛された髪の毛は術後いったん抜け落ちますが、移植された頭皮に髪の毛が生えてくるのです。これは、生着した毛包の多くがすぐにヘアサイクルの休止期に入ることで、やがて成長期を迎えれば、自然に発毛していきます。

さらに、自毛植毛は人工毛植毛とは違って、自家移植になるので免疫反応の心配がありません。術後に拒絶反応による炎症や化膿はないのが大きく異なる点です。とはいえ、病院や医師の技量により成功の可否、痛み、仕上がり具合、定着率などかなり影響を受けます。

●自毛植毛のメリット・デメリット

自毛植毛のメリットは次のようになります。

人工毛植毛では拒絶反応のために術後1年程度で植えつけた毛が抜け落ちてしまうのに対して、自毛植毛では95％という高い生着率が確認されています。「日本皮膚科学会」の『男性型脱毛症の診療ガイドライン』では、Bランク（行うよう勧められる）と高く、これは、Aランク（行うよう強く勧められる）である「ミノキシジル」と「フィナステリド」に次いで高評価となっています。

また、自毛植毛をして生着すれば、あとは特別なメンテナンスが必要ないのが特徴です。定着した頭皮は自分の自然な頭皮と同じです。時間がたつごとに周囲の髪と同化していくので全体的に自然な仕上がりになります。

これに対して自毛植毛のデメリットは、まず、移植できる髪の毛の本数に限りがあることです。

自毛植毛は後頭部や側頭部などから採取するため、髪の毛の本数がある程度限られています。つまり、毛髪の生える場所を移動しているだけなので、髪の毛の全体量には変化がなく、どこから何本とったらよいのかプランニングが大切になります。また全体的に薄毛が進行していると頭皮の採取が行えないケースもあるのです。

頭皮を採取した後頭部と移植した部位には縫合の跡が残ります。髪の毛を短くしなければ目立つことはありません。ただし、移植した部位に関しては、髪の毛が生え揃うまでは縫合跡がわかります。先ほどのルーニー選手のケースでは、プレミアリーグが6月から3カ月ほどオフシーズンになるので、術後の縫合跡をマスコミの目から隠すことができたのです。

高密度で植毛をすると生着率がよくないので、1回の手術で増やせる髪の毛の密度には限界があります。そのため必要な植毛をすべて行うためには、何度かに分けて施術する必要があります。

自毛植毛は医療行為とはいえ、保険がきかない自由診療になります。費用は移植する髪の毛の本数によっても変わりますが、ある程度高額にならざるを得ません。しかしカツラなどに比べれば、維持費もかからないため長期的には安くなるといえるでしょう。

自毛植毛は薬品などによる副作用はありませんが、外科手術による症状としては、頭皮の知覚異常やしびれなどがみられます。いずれにせよ、手術前に適切に検査をし熟練した医師が手術をすれば、それほど心配することはありません。

さて、移植した毛髪はジヒドロテストステロン（ＤＨＴ）の影響を受けて抜けることはないのでしょうか。もし、手術前と同じように薄毛になるのであれば、なんのための手術だったのかとなってしまいますよね。

でも、ご安心ください。移植された毛包は、もともとあった場所（後頭部など）での性質を失わないため、ＤＨＴの影響を受けることがないのです。そのため、どこに移植されてもしっかりとした硬い毛の性質を保ち続けています。

技術の進歩が著しい「カツラ」

薄毛対策としてカツラがあります。人毛や人工毛を装着して薄毛の箇所を覆い隠す方法で、古代エジプトの遺跡からカツラをかぶったミイラが多数出土しています。ルイ16世時代のフランスやビクトリア朝時代のイギリスなど、カツラをかぶることが権威の象徴とされた時代もありました。

かつてはカツラというと、生え際が不自然だったりして「バレる」、風などで「ズレる」「飛ぶ」、見た目に「違和感がある」など、どちらかというとマイナスイメージが強かったのですが、現在のカツラは昔とは比べものにならないほど進化し利用者も増えています。

生え際は化学樹脂製の人工皮膚でわかりにくくつくられ、裏側を両面テープで固定。頭頂部の左右と後頭部にある止め具で自毛を挟んで固定します。生え際は皮膚となじんでわかりにくくなっていますが、カツラと自分の頭皮には多少の隙間があり、さわると段差があることがわかります。

また、広範囲を覆い隠すだけでなく、髪の毛の薄くなった部分だけ着用する「部分カツラ」（「ヘアピース」ともいいます）もあるのです。装着方法も多様で、自毛部分にピンで止めたり、ネット状のものを編み込んだり、薄毛の部分の形に合わせてオーダーメイドでつくるものなど多種多様です。

カツラ用の毛髪は人の毛を使用したり、人毛よりもすばらしいといわれる人工毛髪で、キューティクルも自然な自毛になるべく近づけた色や太さなどを選べるようにもなりました。昔のように「あの人、カツラだよね？」などと噂されるようなことはずいぶんと減っています。さらに、近年は男性だけでなく、女性にも使用者が多く、「ウィッグ」と呼ぶことで、カツラへの抵抗感をもたない人も増えてきました。

平成25年度の第112回の日本皮膚科学会総会では、カツラ（ウィッグ）を着用することで、薄毛が原因で失ってしまったやる気や積極性・自信が改善することが明らかになったと発表しています。実際にカツラ（ウィッグ）を装着して外見に対する満足度が高い人ほど、気持ちが前向きに積極的になり、活力を増進する効果があると考えることができるのです。

円形脱毛症で症状がひどく、患部が拡大していたり、外傷などで髪の毛の一部を損失してしまったり、あるいは抗ガン剤の副作用などで髪の毛が抜けてしまった患者さんには、「医療用」のカツラが多用されています。医療用と一般のカツラとの区別はありませんが、ＱＯＬ（Quality of life：生活の質）向上のために、積極的にカツラを導入する医院や医師も増えてきています。

●カツラも万全ではない

見た目がとても自然になり、つけたその瞬間から髪の毛がフサフサの頭になることができるカツラですが、デメリットもいくつかあります。

カツラはピンからキリまでありますが、質のよいものであればあるほど価格は高くなります。某大手メーカーのカツラは、スペアと2個セットで平均して50~60万円程度です。そのうえ、2~3年で人工毛が痛んでしまうので、数年で買い替えなければなりません。

さらに、維持費もかかります。専用のシャンプーやコンディショナーが必要です。カツラの毛は伸びることはないのですが、自然な見た目を維持するには定期的に整髪しなければなりません。ジェル、ミスト、ハードタイプのスプレーなどの整髪剤をカツラに使用するのは避けるようにします。これらのハードタイプのセット剤の成分は糊や樹脂成分が多く含まれているので、カツラの毛を傷める原因になるのです。

ところで、カツラをつける人の悩みは、いつからつけ始めるのかというタイミングです。昨日まで薄毛だった人が、翌日にいきなりフサフサの髪の毛であらわれるのはかなり勇気が必要です。カミングアウトしているのと同じ気持ちかもしれません。さらに、一度つけ始めるとフサフサのイメージが周囲に定着し、今度はなかなか外すことができなくなります。

私自身も経験したことですが、カツラをつけると、スポーツや風などでバレるのではないかと恐れ、外出や運動などを控えるようになってしまうことです。友人・知人たちと温泉に行き、お風呂に入る楽しみもなくなってしまいました。

また、頭皮の蒸れは深刻な結果をもたらすことがあります。暑い夏だけではなく、湿気の多い梅雨時や暖房の効いた冬の室内でも、カツラと頭皮の間は過酷な環境下におかれます。最近はカツラの品質もよくなり、汗などをかかないように配慮されたつくりになっていますがそれでも万全ではありません。カツラをかぶり続けることで、残った部分の髪の毛にダメージを与えてより薄毛を促進させてしまうこともあるのです。

薄毛対策としてカツラは非常に簡単な方法で、見た目が即、変わることから薄毛に悩まされてきた人にとっては有効な手段といえるでしょう。しかし、根本的な解決にはならないのです。それどころか、前述したようなストレスや、いつかはバレるのではないかという不安感を抱えながら生活することを余儀なくされてしまうのです。

第4章

AGAは科学的根拠のある治療で改善できる

発毛治療の決定版

「自毛植毛」のところでも簡単に触れましたが、日本皮膚科学会では2010年4月『男性型脱毛症の診療ガイドライン』を発表しました。これは、世間にはびこる科学的根拠に乏しいと思われる育毛剤や育毛サロンが引き起こす金銭トラブルや健康被害が多発したことにより、その被害や問題を淘汰《とうた》する目的で出されたものです。医薬品メーカーやクリニック、ヘアサロンに通達を出し不透明だった業界イメージを払拭する効果をもたらしています。

このガイドラインの大きな特徴は、治療の方法の有効性などの観点から5段階の推奨度に分けていることです。多くの病院での臨床データや大学での研究論文などが考慮されて、この5段階の推奨度を決めているのです。いわば、発毛に関して科学的根拠に基づいて精密に分析した結果といえます。

○5段階に分かれる治療法

現在、この男性型脱毛症（AGA）診療ガイドラインは治療の指針として多くの病院で参考にされ、さらには患者さん自身が治療法を選ぶときの参考にもできるものです。「ガイドライン」に制定されている治療方法のなかで一番推奨されているのが、Aランクに分類されている治療方法です。Aランクとは「行うよう強く勧められる」もので、多くの病院やクリニックなどでも積極的に使用されている診療方法です。

このAランクの診療方法としては「フィナステリド内服」があります。薄毛に対する効果や服用した際の副作用などが厳密に研究された結果、男性の患者に対する推奨度がAランクと判定されているのです。また、「ミノキシジル外用」による薄毛治療もガイドラインではAランクです。

このAランクより推奨度が1ランク下になるのがBランクに分類されているもので、「行うよう勧められる」ものです。Aランクのように強くは勧められていないものの、一定の信頼度があります。このBランクに分類されている診療方法としては「自毛植毛」があり、自分の毛を使用するため免疫反応の面からも安全性が評価されています。直接自毛を植えつけるため、薄毛に対する効果も高いものであると認定されているのです。

これらAランクやBランクは効果が高く、安全性も担保されているので推奨されています。これらのものよりも安全性や効果がまだ十分に確認されていないものは、より低いランクになっています。

Bランクより下になるのが、C1です。「行うことを考慮してもよいが、十分な根拠がない」ものがここに分類されます。C1ランクの治療方法に「サイトプリン・ペンタデカン外用」「塩化カルプロニウム外用」「アデノシン外用」などがあります。

C1ランクよりさらにもう1段階下がるのがC2ランクです。「根拠がないので勧められない」もので、治療方法としては「セファランチン外用」などが含まれます。

さらにC2ランクより効果や安全度が低いものは一番下のDランクに分類されているのです。「行わないよう勧められる」ものとされますが、「行ってはならない」と同義だと考えて差し支えないでしょう。このランクに分類されている治療方法としては、「人工毛による植毛」があり、また「フィナステリド内服」は女性の治療方法としてはこのDランクに属しているのです。

それでは、医学的にお墨付きを与えられたAランクの治療法とはどんなものなのでしょうか。

最強のAランクの治療法は

AGA治療薬として、日本皮膚科学会が最高のAランクに評価しているのが「フィナステリド」と「ミノキシジル」です。日本国内だけでなく世界各国でも評価は高く、一般に広く用いられています。いわば、世界標準の治療法となっているといっても過言ではありません。

「フィナステリド」や「ミノキシジル」というのは薬効成分の名称で、商品名としては、「フィナステリド」が「プロペシア」(MSD社)、「ミノキシジル」が「リアップ」(大正製薬)という商品名で販売されています。

「フィナステリド」と「ミノキシジル」ですが、「フィナステリド」は内服薬として錠剤として服用し、1日1錠が基本です。「ミノキシジル」は頭皮に薬液を塗布して使用する外用薬です。「フィナステリド」はDHT（脱毛ホルモン）の生成を抑えることで、抜け毛を防ぎます。「ミノキシジル」は頭皮に直接塗布することで血行を促進し、発毛を促す物質を分泌させます。いわば「フィナステリド」が体の中から、「ミノキシジル」が体の外から働きかけることになるのです。

ところで、「フィナステリド」を外用薬として使用することはありませんが、「ミノキシジル」は外用薬だけでなく内服薬としても処方されることがあります。

「飲む発毛薬」フィナステリドの秘密

じつは「フィナステリド」は薬品開発当初、AGAの治療を目的としたものではありませんでした。「フィナステリド」はもともと1992年に前立腺肥大症の治療薬として、アメリカのメルク社によって「プロスカー」という名称で発表されたものです。

「プロスカー」の臨床試験の過程で、前立腺肥大症の患者さんの症状は改善されていったのですが、投薬された患者さんの髪が増えていることが次第に明らかになっていったのです。その後、研究を重ねるとAGAに高い効果を発揮することがわかり、育毛剤としての研究が進められることになりました。

「フィナステリド」の成分で注目されたのは、AGAの発症理由であるDHT（ジヒドロテストステロン）を生成する酵素のⅡ型5αリダクターゼの阻害効果でした。DHTは、頭髪の脱毛と前立腺の肥大に関与するホルモンで、双方の改善に効果的であることが判明したのです。

この研究実績を受け、1997年FDA（アメリカ食品医薬品局）によって正式にAGAの治療薬として認可を受け（前立腺の治療薬としては1992年）、全世界へ広まっていきました。それまでの脱毛・発毛剤といえば、患部に直接塗布するタイプのものしかなく、飲む発毛薬の登場は衝撃的で画期的な商品となりました。

◎日本での認可は長い道のりだった

アメリカでは1997年に医薬品の認可を受けた「フィナステリド」ですが、日本では2000年から臨床試験が開始されました。被験者は24～50歳の男性で、いずれもAGAの症状が軽度から中等度まで進んでいる人たちです。

1年間、毎日「フィナステリド」を飲んだ臨床試験の結果は、0・2mg錠剤では54％、1mg錠剤では58％の被験者に、「著明改善」「中等度改善」「軽度改善」の効果があらわれました。効果が見られず「不変」と判定された被験者は、両錠剤ともに約40％、抜け毛が軽度以上「進行」した人は5％以下でした。

一方、偽薬を飲んだグループでは、72％が「不変」、22％が軽度以上の「進行」と判定されました。これは日本国内での臨床試験の数値ですが、アメリカやヨーロッパでも同様の結果が得られています。

臨床試験の結果を受けて、すぐにでも認可されると期待がふくらんだのですが、「薄毛は生命や健康を害さないため医薬品に該当しない」「安全性を担保する流通販売規定がない」などといった「横ヤリ」が入り、医薬品認定や流通を担当する製薬会社が確定するまで長い歳月がかかりました。2005年に厚労省の認可が降り、その2年後の2007年から全国の医療機関で処方され、「プロペシア」という商品名で販売されるようになったのです。

ちなみに、アメリカでは1mg錠剤が販売されていますが、当初、日本では1mg錠剤と0・2mg錠剤の2種類が販売されました。アメリカやヨーロッパでの臨床試験では0・2mg錠剤の効果はほとんど認められなかったのですが、日本では1mg錠剤と変わらない効果があったためです。日本人が欧米人に比べて体格が小さかったり、また人種的なものや生活習慣などと関係があるのかもしれません。現在、日本で販売されているのはアメリカなどと同じように1mg錠剤だけとなっています。

ところで「プロペシア」を1年以上続けた方がどのようになったか気になりませんか？

じつは、最初の臨床試験後も延長試験が行われ、服用後2年で68％、3年後には78％と、改善例が10ポイントずつ増えていったのです。つまり3年間飲み続ければ、約80％の人の髪の毛が増加することが確かめられる結果となりました。また、3年間服用した被験者の98％に、AGAの「進行」がみられなかったことから、飲むだけで薄毛の進行を食い止めることができるということがはっきりと記されたのです。

○「フィナステリド」はなぜ効くのか

なぜ、「フィナステリド」は飲むだけでAGAに効果があるのでしょうか。折に触れてその薬効を説明してきましたが、ここで簡潔に述べておきます。

男性ホルモンの一種であるテストステロンの多くは睾丸でつくられ、5αリダクターゼは毛髪の毛乳頭と皮脂腺にそれぞれ存在しています。このうち、皮脂腺にあるのがI型の5αリダクターゼで、毛乳頭に存在しているのがII型の5αリダクターゼです。抜け毛に結びつくジヒドロテストステロン（DHT）の生産に関わっているのはII型の5αリダクターゼです。

睾丸でつくられたテストステロンは血液を通じて頭髪の毛乳頭まで到達します。そこで、酵素であるⅡ型5αリダクターゼと結合してDHTとなって、毛包をゆがんで小さくさせヘアサイクルの短縮化を引き起こすのです。これが脱毛の大きな原因になります。

毛乳頭は毛母細胞の中心にあり、毛細血管から送られてきた栄養分を毛母細胞に受け渡すと同時に、毛母細胞にいくつもの信号を送り、細胞分裂を促し毛髪を成長させる役割を担っています。つまり、毛髪の成長に最も重大な働きをする毛乳頭ですが、ここにその働きを阻害するDHTがあることが、いわゆる「悪の根源」だったのです。

この状況から髪の毛を救済するには、テストステロンとⅡ型5αリダクターゼの結合を阻止し、DHTの生産を抑制すればヘアサイクルは回復します。血中のDHTのレベルを下げる「フィナステリド」は、DHTがつくりだされるきっかけとなる5αリダクターゼに働きかけて、DHTの生成を阻害するのです。

薄毛になってそれほど時間が経過していなければ、毛根が生き残っている可能性も高くなります。「フィナステリド」を服用すればヘアサイクルの改善も十分期待できるでしょう。

ただし、ここで注意しておきたいのは、「フィナステリド」といえども万全ではないということです。薬の効果は人それぞれ違います。よく効くといわれるかぜ薬でも、効く人とそうでない人がいるのと同じです。また、効いた人でも「1年で生えてくると思っていたけど、2年近くかかってしまった」と不満をもつ人もいるでしょう。「どうやら薄毛は進行していないようだけど、髪の毛が一向に生えてこない」と感じている人もいるかもしれません。

また、海外のデータなどでは50歳以上の人でも「フィナステリド」の効果はある程度実証されていますが、年齢が高くなればなるほど、有効性は劣ってくるようです。50歳以上になると発毛の効果は下がるようですが、しかし、薄毛の進行は抑えられます。なるべく早く飲み始めるに越したことはないのです。

○「フィナステリド」の副作用は？

「フィナステリド」は、AGAを改善するという効能以外にも薬として優れています。それは、副作用が軽微であるということです。

「副作用」と聞くと、なんだか怖いイメージをもってしまいますが、実はどんな薬にも、多かれ少なかれ副作用があります。かぜ薬を飲んだら眠くなるという話をよく聞きますが、それも副作用のひとつです。

ところが、「フィナステリド」の臨床試験では、国内外を合わせ深刻な副作用は報告されていません。厚生労働省が、医薬品特例として医師の処方なしでも海外からの医薬品の入手を認めているのは、副作用の心配がないためです。

とはいえ、「フィナステリド」が認可されて10年が経過し、薬によると思われる副作用がいくつか報告されるようになりました。次にいくつか紹介しますが、もちろん深刻ではない副作用だということがお分かりいただけると思います。

《性欲減退》

「フィナステリド」は男性ホルモンを抑制する働きがありますが、その副作用として性欲減退があります。しかし、その発症率は2％以下で、100人中2人いるかいないかです。

性欲の減退は多分に精神的なものがあるため、一概に薬のせいだとは決めつけられませんが、統計学的な数値としてもそれほど大きくはなく、副作用の発症率としては軽微なものとなります。

《男性機能の低下》

男性機能の低下、すなわち勃起不全ですが、これも発症率は非常に低いのが特徴です。前項の性欲減退よりもさらに低く、1・5％を割り込んでいます。性欲減退と同じように、男性機能の低下には精神的要因も密接に関与しており、勃起しないのは薬を飲んだからと思い込むことで、よけいに勃起不全の症状が出ることがあります。

《胎児への影響》

妊娠中の女性が「フィナステリド」を服用すると、胎児に悪影響が出る危険性が指摘されています。女性はもともと男性ホルモンが少ない状態でバランスをとっているのですが、「フィナステリド」を服用することで少ない男性ホルモンがさらに減少し、体のホルモンバランスが崩れてしまうからです。

《うつ症状》

「フィナステリド」の副作用として、1%ほどと非常に少ないのですが、うつ症状がみられることが報告されています。男性ホルモンにはやる気の向上や行動力を活発化させる働きがあるので、ホルモンが減少することによって気分が沈んだりすることもあります。服用中の気分の変化には注意することが必要です。

あとは、副作用ではないのですが、「フィナステリド」の効果として、前立腺にのみ存在する糖タンパクである「ＰＳＡ」の値が下がってしまうことが挙げられます。ＰＳＡは前立腺ガンの腫瘍マーカーとして用いられますが、その数値が高くなれば前立腺ガンの疑いが高いという判定が下されます。

もし初期の前立腺ガンにかかっている状態で「フィナステリド」を服用すると、ＰＳＡ値は低いままなので、前立腺ガンの兆候を見落としてしまうことがあるのです。私のクリニックでは、治療を始める前にＰＳＡ値を一人ひとり確認していますので問題は起きませんが、そうでないときは十分に注意してください。

究極の毛生え薬「ミノキシジル」

「ミノキシジル」は、アメリカのアップジョン社（現ファイザー社）が開発した発毛促進成分です。もともとは高血圧患者に使用する経口の血圧降下剤として開発された薬品で、毛細血管を拡張させて、血流をよくすることで体全体の血圧を下げる効果がありました。

高血圧の患者さんに臨床の現場で使用されていましたが、副作用に多毛の症例が相次いだため、外用薬（塗り薬）として頭髪に使用する研究が進められることになりました。毛細血管が拡張することで、頭皮の毛根に栄養分が運ばれやすくなり、毛包や毛母細胞が活性化して発毛や育毛につながると考えられたからです。実際に研究を進めていくと、男性の薄毛に対して高い発毛効果がみられることから、有効な成分であることが確かめられました。

この成果をもとにさらなる研究開発が進められ、FDA（アメリカ食品医薬品局）に頭髪用の外用医薬品（育毛剤）として正式に認可され、1988年に「ロゲイン」が誕生しました。夢の毛生え薬として市場を席巻することになり、いまでも世界中で用いられています。

日本で「ミノキシジル」が外用医薬品として厚生労働省から正式認可を受けたのは1999年で、製品名「リアップ」として大正製薬から発売されました。「リアップ」は最初はミノキシジル成分が1％で、2009年からは5％配合のものも登場しています。ところが、欧米では2％、5％、10％、さらには15％以上の高濃度の製品も製品化されているのです。日本では薬品の安全性を重視する立場から、また、一般医薬品として薬局で販売することを前提にしたため、ミノキシジル含有量は1％と5％だけが認可されています。

○「ミノキシジル」の発毛効果

日本皮膚科学会も「ミノキシジル」には高い発毛効果があるとして、「フィナステリド」と同じようにAランクの評価をつけています。いわば科学的なお墨付きを与えているわけですが、その理由として、血管を拡張して頭皮の血行をよくすることが挙げられています。単に血行をよくするだけでは発毛効果はありません。マッサージや温めても血行はよくなるのですから。

では、なぜ「ミノキシジル」は効果があるのでしょうか――。

「ミノキシジル」は頭皮の血行をよくするのと同時に、アデノシンという成分を分泌させていたのです。アデノシンが分泌されると、毛髪をつくる毛乳頭細胞から血管内皮増殖因子（VEGF）や角化細胞増殖因子（KGF）などタンパク質の産生が促されることになります。VEGFは、血管を新しくつくったり傷ついた血管を修復する働きがあり、KGFは、毛母細胞を増殖させる働きがあるのです。

頭皮には細い毛細血管が縦横無尽に張り巡らされて、毛母細胞に栄養や酸素を供給しています。「ミノキシジル」によって血管を新しくつくり、ダメージを受けた血管を修復するため、髪の毛が生えやすい環境になってくるのです。

「フィナステリド」は乱れたヘアサイクルを正常なヘアサイクルに戻し、頭皮をよりよい環境に整えることでAGAの治療に効果を発揮するのですが、どうしても効果があらわれるまでは時間がかかります。髪の伸びる速さからすると6カ月は必要です。これに対して「ミノキシジル」は薬効成分を頭皮に直接塗布するので即効性があり、個人差はありますが3カ月ほどで体感できるといわれています。

◯絶大な効果を発揮する内服の「ミノキシジル」

頭皮に塗るタイプの育毛剤は、どうしても頭皮への浸透にバラつきが出てしまいます。「ミノキシジル」をていねいにもみこすって塗っても、人間の皮膚には外からの物質を中に入れまいとするバリア作用があるため、発毛成分が十分に吸収されないのが難点でした。「ミノキシジル」を内服薬に配合したもの――「ミノキシジルタブレット」（「ミノタブ」と略称されています）は、体内に直接発毛成分を入れることで十分に吸収され、高い効果が期待できるのです。実際に、インターネット上などではその効果に驚嘆の声を上げる書き込みを多数見かけることができます。

しかし「ミノタブ」は日本では認可されていませんので、医師の責任のもとで投与されたものを服用することしかできないのです。アメリカをはじめとした海外では一般市販薬として、2・5㎎、5㎎、10㎎のタブレット（錠剤）が市場に出回っていますので、個人輸入で手に入れることはできます。しかし、元来は血圧降下薬ですので、副作用のことを考えておかなければなりません。必ず信頼できる医師と相談の上で服用するようにしてください。

●「ミノキシジル」の副作用は？

「ミノキシジル」はAGAに悩む人には劇的な効果をもたらせてくれますが、「フィナステリド」と同じように副作用のことを考えておかなければなりません。一般に外用薬よりも内服薬のほうが薬理効果が高いだけに、副作用もそれだけ強くなる傾向にあります。

外用薬の「ミノキシジル」では、患部である頭皮にしか塗らないために、副作用は局所的に限られます。ところが「ミノタブ」では、体の中に直接、薬理成分をとり入れるために、副作用も体全体に及ぶ恐れがあるのです。ただし、用法や用量を守って正しく服用してさえいれば、それほど神経質に考える必要はありません。それだけに信頼できる医師からの処方が大切になります。

《血圧降下》

「ミノタブ」を服用すると、必要以上に血圧が下がることがあります。その場合、動悸や立ちくらみなどのめまい、倦怠感、不整脈があらわれることがあります。治療を始める前から低血圧気味の方、高血圧で血圧を下げる薬を服用されている方、貧血気味の方は医師と相談することが大切です。

《多毛》

薄毛に悩んでいる人には「多毛」は無縁と思われがちですが、「ミノタブ」では、その効果が全身に及びます。髪の毛だけでなく、全身の体毛が濃くなることが報告されています。ヒゲだけでなく、もみ上げの毛や眉毛、顔の産毛が濃くなるなどの症状が出るのです。さらに腋毛や胸毛、手足の毛なども濃くなるというデータもあります。

《むくみ》

むくみは、血管内の血液の濃度が下がることによって、周辺の細胞に水分を排出して血液の濃度を戻そうとするときや、利尿作用が低下して水分が体内に蓄積されたときなどに起こります。「ミノタブ」を服用すると、血管拡張作用で広がった血管内は血液濃度が下がり、むくみが出てくるのです。特に顔のむくみが目立ちます。

また、体内に蓄積される水分が増えることで体重増加につながります。このとき、利尿作用が低下していると、水分だけでなく老廃物も体の中にとどまり、それが肌荒れやニキビなどを招くこともあります。

99・4%の人が発毛を実感した治療法とは

AGAの治療に関しては、「フィナステリド」と「ミノキシジル」が世界で効果が認められ、実証されている発毛剤です。私のクリニック（AGAスキンクリニック）でも、この2つの発毛剤を中心に据えて、医療の立場から薄毛治療に取り組んでいます。

多くのクリニックでも、いまAGA治療は「フィナステリド」と「ミノキシジル」を用いたものが中心となっており、基本的には「AGAスキンクリニック」と同じです。しかし、治療方針・方法や薬の処方など、細かいところではかなりな差異があります。それが結果的に、当院では聞くことのない不満の声――「半年も通ったけど、あのクリニックでは治らなかった」「あなたのような薄毛タイプは治りませんといわれてしまった」「髪が生えてきたけど、副作用がひどくて治療を中止したら、元の薄毛に戻ってしまった」……になっているのです。当院の発毛実感率は99・4％に達します。これは、2011年5月～2013年1月に治療を6カ月間継続した患者400人を対象に実施したアンケート結果より算出しました。効果には個人差がありますが、他の追随を許さない数値となっています。

当院では、患者さん一人ひとりの症状や進行状況、生活習慣などに応じた治療を進めています。「発毛」はもちろんのこと、いまある髪の毛を大切に守りながらもっとしっかりとしたコシのある髪の毛に育てていく「育毛」も同時に行っています。とはいえ、AGAに悩む人にとって喫緊《きっきん》の課題が発毛にあることは論をまちません。どうしても発毛に力を入れて患者さんに1日でも早く喜んでもらいたいという気持ちで取り組んでいます。

オリジナルの発毛薬「Rebirth（リバース）」

AGAスキンクリニックでは、オリジナルの発毛薬「Rebirth（リバース）」を処方して治療にあたっています。

「Rebirth」は、日本人の薄毛のメカニズムを徹頭徹尾研究し、私自身の薄毛をなんとか治したいという強い信念をもって開発した発毛剤です。失敗・改良・失敗・改良……を繰り返すなかでやっとたどり着いたもので、いわば私の執念がつくりだしたといっても過言ではありません。

「Rebirth」は、「フィナステリド」と「ミノキシジル」が主成分ですが、本書で何度も触れたようにこの2つの成分は発毛効果のある成分として世界中で認められている薬品です。そのほかにアミノ酸やビタミンをバランスよく配合し、髪の毛に栄養を与えると同時に、薬理作用の相乗効果を利用してつくり上げた画期的なオリジナルの発毛薬です。

また、焼成カルシウムとドロマイトの特許成分を使用することで、発毛に必要な有効成分を速やかに体に吸収できるよう仕上げました。「Rebirth」に使用している成分は、USP（United States Pharmacopeia）基準をクリアした最高ランクのものばかりで、安全性には絶大な信頼を置くことができます。USPとは、アメリカの独立非営利団体で、180年以上にわたって製薬の品質・安全基準を定め、厳しいテストに合格したものだけに認定マークを付与しています。

「Rebirth」に含まれる「フィナステリド」は、5αリダクターゼ（還元酵素）の働きをブロックして、男性ホルモンの一種であるテストステロンがジヒドロテストステロン（DHT）へ変換されるのを阻害します。AGAの最も大きな原因として考えられるテストステロンが頭頂部から前頭部の毛乳頭細胞に入り、5αリダクターゼによって悪玉脱毛ホルモンと呼ばれるDHTに変換されます。さらにこのDHTがトランスフォーミング増殖因子‐β1（TGF‐β1）の産生を促し、毛乳頭細胞が傷害されてAGAの症状があらわれる原因を引き起こすのです。

ところが、「Rebirth」を使用することで、5αリダクターゼを阻害しDHTの産生を抑制することができるため、AGAが改善されていくのです。

また、オリジナル発毛薬のリキッドに配合されている「ミノキシジル」は血管を拡張させて血流を増加させることで、髪の毛の成長に必要な栄養分をより多く、しかも直接毛母細胞の毛乳頭に届けることができ、それが毛根の発毛力を高め髪の毛の成長を早める働きをします。「フィナステリド」は日本でも認可されているため、医療機関ならどこでも処方することが可能です。

しかし、「ミノキシジル」は日本では「外用薬」としてしか認可されていません。内服することは認められていないのですが、だからといってそれが「違法薬物」ということとは違います。あくまでも国の医薬品副作用保護制度からは除外されているという意味で、「もし処方するなら、各医師の責任のもとで処方してください」とされています。アメリカをはじめヨーロッパ各国では「ミノキシジル」の内服は認可されていますが、万が一なにか重篤な副作用が起きても、厚生労働省は責任をもちませんよと、宣言しているのです。日本では未認可ですが、ＡＧＡ治療で重大な副作用があったという報告は、私が知る限りありません。もし、不幸にしてなにか不具合が生じた場合、その全責任は医師、すなわち私がとることになっているのです。

「Rebirth」が今までの育毛剤・発毛剤と大きく異なるのは、飲みやすいタブレットタイプ（内服薬）と直接頭皮に塗布するリキッドタイプ（外用薬）を併用していることです。患者さんの薄毛の症状や進行状況などから最も適したものを処方して、驚くべき発毛効果を生み出しています。

タブレットで体の内側から発毛しやすい環境を整え、さらにリキッドで直接毛根に発毛促進を働きかけることが可能です。体の内側・外側から同時に薄毛を改善する画期的なオリジナル発毛薬が「Rebirth」なのです。

○美容外科の技術を最大限に生かした「Dr'sメソ治療」(AGAメソセラピー)

当院では、「Rebirth」のほかに行っている治療法に「Dr'sメソ治療」(AGAメソセラピー)があります。「Dr'sメソ治療」(AGAメソセラピー)は、注射器を使って頭皮に直接、オリジナルの発毛カクテルを注入します。これによって有効成分を早く、適切な場所に浸透させることが期待できるのです。男性ホルモンバランスの乱れやストレス、栄養不足など、薄毛やAGAの原因はさまざまに考えられます。しかし、原因にかかわらず共通しているのは、発毛成長因子が不足することで毛髪の成長シグナルが止まり、ヘアサイクルが乱れてしまうということです。

発毛カクテルは当院独自のオリジナルで、「ミノキシジル」のほかに発毛成長因子として、①IGF-1(インスリン様成長因子:毛髪を強化し、毛包を刺激して健康な髪を育てる)②bFGF(線維芽細胞増殖因子:頭皮の血流を促進し毛包を活性化させる)③VEGF(血管内皮増殖因子:毛包に栄養を与える新生血管の形成を促す)などをブレンドしています。

有効成分がたっぷりと含まれた発毛カクテルを頭皮に直接注射器で注入していますが、「頭皮に注射」と聞くと、「痛いんじゃないの……」と思われるかもしれません。しかし「Dr'sメソ治療」（AGAメソセラピー）は、まず、注射をする部位に冷却器具の丸い金属部分をあて、頭皮を冷却することで痛みを軽減します。冷却器具の温度はマイナス4～0度で、皮膚の感覚を一瞬に麻痺させている間に、発毛カクテルを注入するので、痛みを緩和することができるのです。

「Dr'sメソ治療」（AGAメソセラピー）の役割は、不足している発毛成長因子を補完し、止まってしまった成長シグナルを正常に戻すことにあります。発毛成長因子を補完することの方法は、現在もっとも有効な薄毛対策として全世界で注目を集めています。また、「Dr'sメソ治療」（AGAメソセラピー）は、オリジナルの発毛薬「Rebirth」との相性を考慮して開発されたものです。

●夢の未来型治療法「AGA幹細胞再生治療」

私たち人間の細胞をつくる幹細胞を培養する際に、幹細胞から排出される幹細胞成長因子を用いた発毛医療です。人間は60兆個の細胞でできています。その細胞を生み出す細胞の基となる細胞が幹細胞です。幹細胞が新たな細胞を生み出すときに、自分と同じ分身の幹細胞とその他の細胞に変化しながら分裂を繰り返し、細胞を増やしていきます。幹細胞を体内に入れることによって傷んでいる部位に幹細胞が集中し、修復作業を始めるのです。いわば人間の治癒力の源が幹細胞ともいえます。

現在、幹細胞自身を用いてあらゆる治療が研究されていますが、一般の方に手が届く金額で提供されていません。その点、幹細胞成長因子を用いた治療は比較的安価で取り入れやすく、継続治療が可能となりました。

当院では、ヒト由来の生きた幹細胞成長因子が体内に浸透しやすいように開発された当院オリジナルの噴射器を使用します。幹細胞成長因子と、ミノキシジルなどの発毛・育毛有効成分を調合した当院オリジナルカクテルを頭皮へ噴射し、有効成分を肌内部へと浸透させる方法です。頭皮にまんべんなく噴射するだけで、注射器は一切使用しないので痛みも全くないのが特徴です。

実際の治療効果としては、①毛包の成長を活発にするとともに毛包を保護する　②有効成分の働きを保護し真皮層まで浸透させる　③育毛や毛包のＤＮＡ合成を促進する　④細胞バランスおよび毛包内部の防御を保持する　⑤健康な頭皮のための構造と機能をもたらす　⑥上皮毛包の相互作用および漏斗部の管形成に必要な真皮間葉系の相互作用に必須　⑦毛周期を正常な状態に戻すよう促す　⑧毛髪を生物学的に制御し育毛の促進・毛包および毛髪の増量に働く、ことが大いに期待できます。

当院での治療法を大別すると、オリジナル発毛薬を使った「Rebirth」、「Dr'sメソ治療」（ＡＧＡメソセラピー）、「ＡＧＡ幹細胞再生治療」の３つになります。それぞれの治療法を組み合わせ、さらに併用することで相乗効果が生まれ、発毛効果を最大限に引き出すことができるのです。

当院のＡＧＡ治療は、早い患者さんだと約1カ月で治療効果を実感される方がいらっしゃいます。４〜６カ月後の調査では、99・４％もの方が発毛効果を実感していただいています。

当院がＡＧＡ治療にあたって心がけているのは、「いかに早い段階で髪の毛を生やすことができるか」「薄毛の悩みをどれだけ早く解決できるか」という患者さんの思いにどう応えるかです。これは、スタッフ全員に共通する願いにもなっているのです。

発毛治療はまずカウンセリングから

医療機関での発毛治療は、幾つかのステップを踏んでいきます。施術方法を決めるための手順に沿って進められますが、ＡＧＡスキンクリニックでは次のような流れとなっています。

①問診票の記入

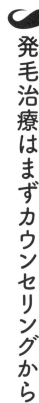

予約された日時にクリニックに来院。受け付け後、あなたの抜け毛や薄毛の状態を把握するために、問診表を記入していただきます。

②問診

問診票をもとに薄毛治療の専門医師があなたの頭髪や頭皮の状態、体全体の健康状態などを問診します。

③カウンセリング

専門スタッフによって毛髪の相談や発毛治療の内容や注意事項、治療費などのあらゆる疑問に答えていきます。さらに、一人ひとりの悩みや不安を聞きながら、毛根や頭皮の状態を詳しく見るため、頭皮をチェックします。治療方針、薬の種類や費用について詳細に説明します。

治療方針については、十分に理解していただきながら進めていきますので、わからないところや不明点、疑問点などは質問してください。

④治療スタート

いよいよここからが治療の始まりです。

初診では、発毛効果を目で見て判断するために必要となる頭部の写真撮影を行います。頭頂部や後頭部などが現在はどのような状態になっていて、治療とともに今後どう変化していくのかを確かめることができます。処方される治療薬が体に与える影響がないかなどをきちんと判断するために血液検査を行い、あわせて現在の健康状態を知ることができます。

⑤薬処方（発毛治療）

一人ひとりの頭皮や毛髪の状態によって、当院オリジナルの「Dr'sメソ治療」（AGAメソセラピー）を施していきます。

担当専門医師より処方する内服薬や外用薬について補助説明を行います。

⑥通院

約1カ月ごとに通院して、担当専門医師に診療を受けます。頭皮の状態や治療経過などをチェックし、健康状態を確認していきます。また、客観的に状態を知るために、頭部写真も撮影します。必要があれば注射などの処置も行います。診察後は約30日分の治療薬を処方されます。

このように、発毛治療といっても、それほど精神的な負担はかかりません。薬を服用するといっても1日1回朝食後または昼食後に飲むだけです。外用薬を塗布するのは1日2回ですが、これも朝と夜に決められた容量をスプレーするだけです。

安心できるクリニック選びのポイント

料金が明示されている

発毛治療でもっとも心配なタネの一つに、治療費がいくらかかるかよくわからないことがあります。通常、医療機関を受診すると、カゼなどの病気や骨折などのケガの場合だと「保険診療」です。これは、診療に対する医師への報酬額が決められていて、患者さんはそれぞれ加入している保険（国民保険、社会保険など）から何割かの負担額を支払うというものです。このため、保険診療を受けるかぎり、どこの病院やクリニックに行っても同じ金額で同じ診療を受けられるという「安心」があり、経済的負担が少ないため気軽に医療を受けられるようになりました。しかし、薄毛治療は保険が適用されません。いわゆる「自費診療」の扱いとなるため、治療費は全額自己負担になります。

また、治療費や薬代などは基本的に各医療機関・クリニックが自由に設定できるため、治療を受けるところによってかなりの幅があります。

「AGAスキンクリニック」では、薄毛でお悩みの方に、無理なく治療を受けていただき、できるだけ少ない負担で効果を実感していただけるよう、さまざまな料金プランを設けています。

基本的に、カウンセリング（無料）を行ったうえで、患者さんのご希望に合わせてプランをお選びいただくようにしています。治療がスタートすれば初診料として5千円（税抜）がかかりますが、その後の通院時には再診料は無料で、他院のようにその後の再診料・処方料がかかることはありません。

契約は、半年コースか1年コースがあります。治療の効果が出てくるのは3～6カ月で、その後もしばらくは薬を飲んだり、外用薬を塗布したりしなければなりません。治療を毎日続けていただきたいために、あえて、「前払い制」にしたのです。しかし、前払いしたからといって契約を解除できないことはありません。治療を続けても効果が感じられないという方のために快く解除に応じています。これは、発毛・育毛に絶対的な自信をもっている「AGAスキンクリニック」だからできることです。

○一般病院の皮膚科での治療は？

一般病院の皮膚科などでも、薄毛やAGAの治療をしてくれるところはあります。しかし、そういうところでは他の治療に比重を置いている関係で、AGA治療に関して知識や経験、実績、症例数が十分ではありません。

患者さんが抜け毛や薄毛を訴えたら、とりあえず「フィナステリド」を出せばよし、といった病院もあるようです。医師であれば「フィナステリド」は処方できますが、それだけでは効果的な治療は望めません。

毛根の状況を詳しく観察するのはもちろん、ていねいなカウンセリングをして、こちらが疑問や不安に思っていることなどにきちんと対応してくれる医療機関を選ばなくてはならないのです。

医師個人がAGA治療に積極的ではないこともあります。治療に必要な薬剤のデータが蓄積されていないため、投薬する薬剤の調合法などのノウハウや副作用についての説明もいい加減に済まされてしまうことになりかねません。これでは最適な治療が望めないことが火を見るよりも明らかです。

○信頼できる医師、スタッフがいるかどうか

さらに、医師だけでなくスタッフの対応もしっかりと見極めておくようにしましょう。AGAの治療はある程度長期間になり、そのぶんクリニックとの長いおつきあいが続きます。信頼できる医師やスタッフであるかどうかが大切です。

近年、海外のジェネリック商品などを個人で輸入したり、個人輸入を代行する業者が増えています。AGAや薄毛治療で用いられる薬も個人で輸入できるようになっています。個人輸入なら、診察費などがかからないので安価に入手できます。しかし、短絡的に「それなら個人輸入のほうがいい」と考えるのは禁物です。

個人輸入の薬は偽物が数多く出回っています。正規のものであっても、飲み方や量、そのときの体調などによって、副作用が強く出たりすることがあります。医薬品は専門の医院やクリニックで処方してもらうのは当然ですが、処方後の健康管理も含めて、安心して任せられ信頼できるクリニックで治療を受けるように薦めるのは、それなりのしっかりとした理由があるからです。

●豊富な治療実績がなによりの裏付け

薄毛の状態は患者さん一人ひとりによって異なります。性別・年齢はもとより生活環境も違うため、治療法は一人ひとり異ならざるをえません。熱があってカゼの症状があれば、「はい、このお薬を飲んで、あとは安静にしていてください」で済んでしまいますが、AGA治療に関しては一律な治療法などないのです。まさに、医師の腕が問われるところといえるでしょう。

クリニックを選ぶにあたって、治療実績が豊富にあるところをまず探すようにしましょう。実績が豊富なところは、それだけ多くの症例を手がけて、患者さんも次から次へと来ていることにほかならないからです。

では、どうやって治療実績が豊富なクリニックを探せばよいのでしょうか。クリニックのホームページなどを参考にしますが、①患者さんの症例写真があるかどうか ②患者さんの感想や体験などが語られているかどうか ③治療を受けて改善した実績がきちんと載っているかどうか、などから判断できます。

第5章

体験談

こうして私は薄毛を克服した

私は医師として、数多くの薄毛に悩む患者さんと接してきました。初めはさまざまな治療法を試みるものの、そのたびに効果が実感できずに、心が折れそうになりながらも私のクリニックに駆け込んでこられた人たちです。

私自身も薄毛に悩まされてきた一人として、彼らの心情は痛いほどわかります。そんな彼らの苦しみと、治療後の喜びの声をここに紹介して、読者の皆さんの「道標」になればと思い、体験を語っていただきました。なお、患者さんのお名前はすべて仮名とさせていただきました。

ケース❶　坂本翔太さん（仮名・30代前半）

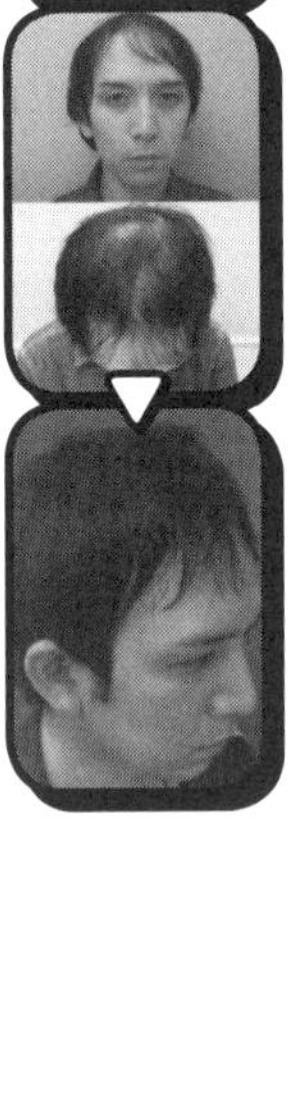

《彼女から心ないひとこと》

20代に入って、まわりから「髪の毛が細いね」などと言われるようなことが増えました。

最初はほとんど気にしていませんでしたが、友人からも「なんだか髪の毛が細くなったんじゃない、ワカメとか食べたほうがいいよ」などと言われるようになって、次第に薄毛であることを意識しました。

美容関係の仕事をしていたこともあり、髪型をいじるのが好きでワックスなどもよくつけていたのですが、薄毛が気になりだしてからは、ワックスをつけるのはやめました。そうすると髪の毛が束になり、地肌が見えてしまうからです。

23歳くらいからは、毎日帽子をかぶるようになりました。夏にも必ずかぶります。暑くて不快なこともありましたが、頭を世間にさらすよりはマシだと思い我慢しました。

大学にも、職場にも、髪の毛のことをいじってくる人は必ずいました。若い世代は、「なんでそんなに髪の毛が薄いの？　遺伝？」などと、ストレートに言ってきます。それを間に受けていちいちリアクションするのも嫌ですから、笑顔で話を聞き流していたのですが、心は深く傷つきましたし、その都度落ち込みました。「50代でハゲるならわかるが、なんで今、20代前半でハゲてきているのか、どうしてこんなことになってしまったのか…

…」。毎日暗い気持ちでいました。

何よりつらい思い出は、当時つき合っていた彼女との間でのことです。出会ったときはすでに薄毛に悩んでいたため、一緒にいる時間のほとんどを帽子をかぶって過ごしていました。彼女は薄毛に気がついており「気にしないよ」と励ましてくれてもいたのですが、やはり恥ずかしかったというのがありますし、「こんなハゲの自分とつき合わせてしまって申し訳ない」というような負い目を感じていました。

付き合ってしばらくしてから、彼女の両親と会うことになりました。彼女の実家にお邪魔したのですが、さすがに室内での帽子は失礼にあたりますから、帽子をかぶらずに会おうと思っていました。しかし直前になり、彼女からショックなひとことをいわれました。

「親と会うときは、やっぱり帽子をかぶってくれない?」

その瞬間、僕が薄毛であることは、やはり彼女にとって恥ずかしいことなんだなあと痛感しました。「励ましてくれていたけれど、心の中ではそう考えていたのか……」。なんだかすべてが信じられなくなりました。

彼女とはその後、ギクシャクとした関係になり、別れてしまいました。それからは、女の子に会えばみんなが自分の頭部を見ているような気がして、疑心暗鬼になりましたし、誰かと付き合うことが怖くなり、自分の殻に閉じこもってしまいました。

《海外通販に飛びついたものの》

対策をスタートしたのは21歳からでした。まずは情報集めとして、発毛や増毛を手がける会社のホームページを片っ端から見ていきました。そして、最初に使ったのが大手企業の育毛シャンプーです。数年分のセット販売で、確か80万円くらいしたと思います。半年ほど使用したのですが、効果は全くなし。使用していない分に関しては返却できたのですが、それでも20万円くらいお金がかかりました。

そのあとは通信販売で、口コミを参考にシャンプーを購入しました。月に2~3万円ほどの出費でしたが、これもまったく効果が上がらず半年でやめました。その後も情報収集を続け、25歳のときに初めて薬を飲みました。海外輸入のサイトで購入したのですが、3

回ほど飲んだら体にじんましんができて……1カ月は症状が治まりませんでした。今思えば値段も割安だったし、粗悪なものだったのでしょう。これで薬は怖くなりやめました。

薄毛対策のネックはやはりお金です。何か始めるたびにローンを組み、結局効果がないから続かずにローンだけが残る……総額で100万円くらい使ったでしょうか。そこでもう薄毛対策はほとんどあきらめました。

《以前の自分を取り戻す》

どうせやるならもっとも効果的なものがいいと思い、1年間の「Rebirth」の使用と、6カ月の「Dr'sメソ治療」（AGAメソセラピー）の施術を併用するというコース契約をしました。

始めて1カ月目、初期脱毛が起こりました。この時期は本当に不安でしょうがありませんでした。生えないだけならまだしも、これ以上薄毛になったらどうしようという思いがあり、薬を飲むのをやめようかとも思いましたが、担当医師から初期脱毛の理由と「大丈夫」という心強い励ましをもらっていたため治療を継続しました。

最初の3カ月は、なんの変化もありませんでした。「やはりそんなもんだよな」というのが正直な感想で、あきらめつつあったのですが、4カ月目に入ったあたりから一気に髪の毛が生え始めました。日に日に頭皮が見える面積が減ってくることが実感でき、以前の写真と比べても明らかに髪の毛が濃くなってきています。

そして6カ月が過ぎるあたりでは、髪の毛はもう誰が見ても違和感がないくらいに成長、帽子をかぶらずに外出し、ワックスをつけるなど髪型で遊ぶこともできるようになりました。以前は、相手が自分の頭を見ていると感じるとそっぽを向き、態度が硬化するようなこともありましたが、今はいつも自信を持って相手の顔を見返し目を見て話せます。

薄毛が原因で彼女と別れたことは大きなトラウマになっていたのですが、髪の毛が増えたことで、女性に対しても恐怖心を抱かず、臆せずに話すことができるようになり、以前の自分を取り戻したと感じました。そして、治療を始めて1年。新たな彼女ができました。彼女との幸福な時間の中で、髪の毛が生えるとこんなにも人生が変わるんだと、しみじみ思っています。

薬は、信頼できる医師に相談するのが最良の選択です。僕も個人輸入の薬を試し、じんましんになった過去がありますから、自己流の治療は避けるべきです。

ケース❷ 永井俊介さん（仮名・40代前半）

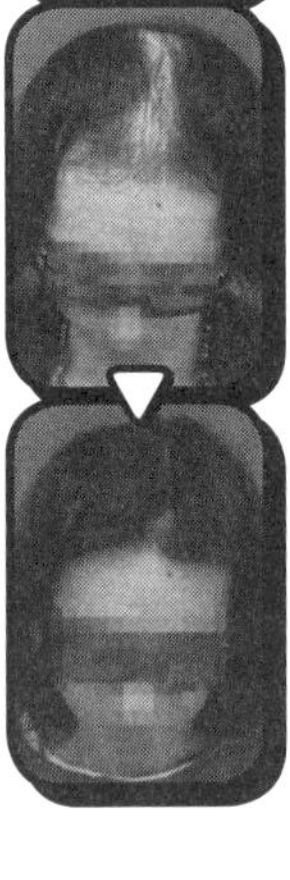

《周囲の目が怖い》

30代半ばにさしかかった頃から、薄毛が気になるようになりました。シャンプーをすると、排水口が真っ黒になるくらい毎日髪の毛が抜けるようになり、頭を手ぐしで撫でたときにも明らかに髪の毛が減っている感じがしたのです。もともと猫っ毛であることもあり、鏡で見ると髪の毛の間から地肌が見えるのですが、その面積も明らかに増え、なんだかスカスカしてきていました。最初は「ああ、もうそういう歳になったのか。でもまさかハゲはしないだろう」と気楽に考えていたのですが、どんどん薄毛になっていくにつれ、「どうやら自分は、いわゆるハゲになりつつある」と現実を受け入れるほかありませんでした。

私は長髪が好きで、20代からファッションとしてこだわり続けてきましたから、もう20年以上、髪を短くしたことがありません。長髪でない自分は考えられないのですが、そういう中で自分が次第に薄毛になっていく感覚というのは本当につらいもので、このままではもう長髪を保てないのではないかと不安に駆られていました。私にとって髪の毛は、大切なアイデンティティーのひとつであり、それがなくなっていくことはかなりきつい体験だったのです。

周囲の人から「薄毛になった」という直接的な指摘を受けたことはないのですが、あっという間に薄毛が進行してきたので、みんな口にせずとも「薄くなってきた」と思っていたはずです。久しぶりに会う友人と飲みに行ったりすると、やはり頭に視線を感じる瞬間がありました。

外に出れば、すれ違う人たちが自分の頭を見ているように感じました。「あいつ、長髪なのにハゲてるよ。みっともないなあ。未練がましいなあ」。そんな風に見られていると思い込み、次第に外出が苦痛になりました。帽子をかぶることも増えましたが、長髪で帽子を被るとやはり暑く、夏はべっとりとして不快でした。

何より鏡を見るのが嫌でした。そこに写っているのが、自分だとは認めたくありませんでした。

《根拠があいまいな増毛法に手を出さなかった》

そもそも、薄毛は治らないものだと考えていました。市販の育毛剤やシャンプーは確かに気になりましたが、一方で「そんなもので治るわけがない。使って治る商品があったら、この世から薄毛はいなくなっている」とも思っていたため、あまり積極的には使いませんでした。

「生えてくることはもう難しいとしても、せめて現状維持につながる対策があればいい」ということでいろいろ調べたのですが、理屈っぽいところがある自分にとって、どうも大手企業の発毛や育毛・増毛は根拠があいまいな感じがしましたし、料金もとても手軽に払える額ではなかったため試す機会はありませんでした。

何より、「コンテスト」と言って薄毛をショーのようにして、感動するような話として煽り立てるような会社が、本当に自分個人の薄毛の悩みと向き合ってくれるのか、信用することができなかったのです。

《再び人生が動き出した実感》

基本的には世の中の薄毛対策を謳うもの全般を疑っており、発毛・育毛サロンにも全く興味がありませんでしたが、「医療」という言葉に惹かれました。担当者との相談の結果、「Rebirth」と注射を組み合わせた1年コースを契約しました。新たな髪の毛を生やしたいという強い希望があったうえでの選択でした。

治療を始めて2週間。ふと、「ここ数日排水口が詰まらなくなったな」と思いました。その後意識してみると、シャンプーをしても劇的に抜け毛が少なくなっていることがわかり、「これはすごい」と驚きました。そして、3カ月経った頃には明らかに鏡を見た感じが違っていました。鏡の中には違和感のある薄毛の自分ではなく、自然な長髪をたたえた昔の自分が映るようになったのです。ただ生えただけではなく、髪にはコシが戻り手触りも以前のようでした。

髪の毛というのは、やはり特別なものです。髪の毛が生えると、自信が回復します。今の私には、本当の自分を取り戻したという思いがあり、人生が再び動き出している感覚があります。

薄毛に悩む人の中で、「結果が出るなら、お金なんてどうでもいい」と思っている人は多いのではないでしょうか。私もそのひとりでした。半面、結果の出ないことに対しお金を使うのは絶対避けたかったため、確実に信頼できるものを探したどり着いたのが病院での治療です。そして想像以上に満足できる結果となりました。

ケース③

遠藤政夫さん（仮名・50代前半）

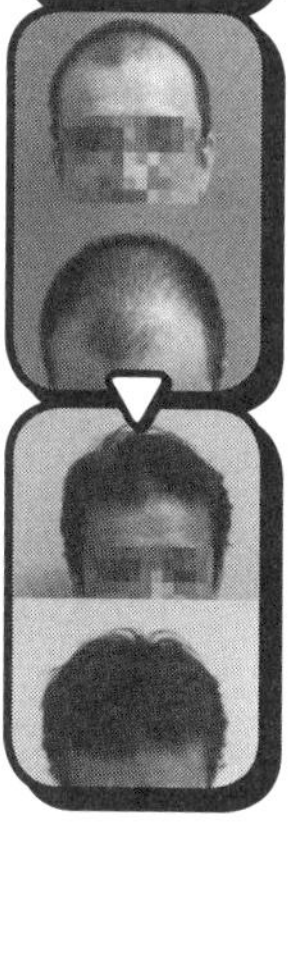

《「ついにきたか」でもそのまま放置》

30代半ばから頭頂部が薄くなっていき、職場でも「なんだか髪の毛が薄くなったね」と言われるようになりました。「枕元にすごい数の毛が落ちてるよ」と妻に言われたことも、薄毛を意識し始めたきっかけです。最初は「ついにきたか」という感じでした。親戚にも薄毛の人がいたので、もしかしてという思いはありました。

一番嫌だったのは、歳より老けて見られることです。営業関係の仕事をしているのですが、30代前半なのに「50歳くらい？」と言われたりすると、さすがに落ち込みました。妻もどんどん薄毛になっていく私を次第に冷めた目で眺めるようになってきたと感じ、「髪の毛がなくなるだけで、こんなにも人生が違うんだな」と落ち込みました。

48歳になるときに、「50歳までにやる3つのこと」という目標を立てました。そのうちのひとつが、薄毛を治すことでした。薄毛がずっと気になりつつも、子育てや仕事の忙しさもあって本格的な治療をしないまま髪の毛が抜けるに任せていたことは、私にとって心にトゲのように引っかかっていたことでした。子供も手を離れ、時間に余裕ができた今こそ薄毛と向き合おうと決めたのです。

《効果がなかった育毛剤、シャンプー、薬……》

30代後半では、医薬品である育毛剤を使っていました。使い始めて3カ月で抜け毛が減り、6カ月でほとんど抜けなくなりましたが、その後は使い続けてもまた抜け毛が始まり、元の状態に戻ってしまいました。発毛サロンにも行って頭の皮脂を吸いとるような治療を受けましたが、あまり効果があったとは言えません。家では美容室で勧められた育毛シャンプーを使っていましたが、効果は感じられませんでした。

39歳のときには病院に行き、薬を処方してもらったのですが、飲み始めと同じ時期からめまいが起きるようになりました。原因はわからないのですが、タイミングが一緒だったことで「もしかして薬のせいかも」と想像し飲むのをやめてしまいました。

《生え際が降りてきた！》

年齢的なこともあり、「Rebirth」の治療を受けるときは、正直まったく期待していませんでした。「ダメでもいいから、騙されたつもりでやってみようか」というのが始める前の素直な気持ちでした。

治療は、「Rebirth」の服用と塗布が中心の1年コースです。通院時には頭部の写真の撮影もあったのですが、個人的な興味もあり、家でも毎週水曜日に妻に写真を撮ってもらっていました。

開始から2カ月が経っても、頭部にこれといった変化はありませんでした。家で撮っている写真も、どれも同じ……。「これはいよいよダメかな、やっぱり年齢のせいかな」などいろいろ考えました。妻も「だまされたんじゃない」と言い、治療は続けつつも家で写真を撮ることはやめてしまいました。

1カ月ほど経ったある日、顔を洗ったときに洗面台を見ると、なんだか額のあたりに線があるような気がしました。目が悪いのでメガネを外すと鏡の顔はぼうっとしか見えないのですが、それでも違和感があるのです。そこでメガネをかけてよく確認すると、ずっと後退していた生え際が降りてきているのがわかりました。

そこからはもう、一気に髪の毛が生えてきた印象です。営業の仕事をしているのですが、商談以外の8割はもう髪の毛の話題でもちきり。3カ月前の写真を見せると誰もが驚きます。知人の間でも反響が大きく、噂を耳にしたたくさんの人から連絡がきて、どうやって発毛したのかを聞かれました。なんだか薄毛の相談役のようになりちょっと照れくさいのですが、妻も喜んでくれていて子供からも「お父さん若返ったね」と言われます。

年齢とともに薄毛になるのは、仕方がないことではありません。しかしそれにコンプレックスを感じる私のような人もたくさんいると思います。コンプレックスになっているなら年齢を言い訳にあきらめないでほしいです。

ケース4　坂元涼一さん（仮名・50代後半）

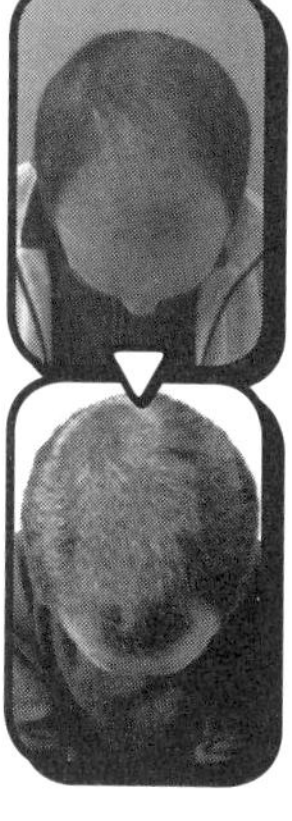

《理髪師が薄毛になるなんて》

家業は理髪店です。夫婦2人で切り盛りする小さな理髪店で、当然のことながら髪の毛のことに関しては人一倍、関心も知識もあります。そんな私が、まさかハゲになろうとは……悪い冗談としか思えなかったのです。

35歳になろうかというときでした。私の髪の毛をセットするのは女房で、3日に1回はきちんとセットするようにしています。理髪店の店主の髪がボサボサでは、理髪店の看板がすたりますから。その女房から「最近、てっぺんのあたりがどんどん薄くなっていない?」と言われたのです。合わせ鏡で見てみると、確かに薄い。よく見ると額の方も上に上がってきているように思えます。

それまではよく冗談に、髪の毛が薄くなってきたお客さんには「そろそろきてますよ

〜」と親しみを込めて言っていたのですが、自分の髪の毛が気になってからは、なんにも言えなくなってしまいました。育毛シャンプーとか育毛剤が効果がないのは、商売がら知っていましたので手は出しませんでした。当時、アメリカの「ミノキシジル」が効くらしいという情報は入っていたのですが、個人輸入してまで試そうとはしませんでした。

まあ、いつもよりもマメに揉んで血行をよくするぐらいしか対処していませんでした。その後、日本でも「ミノキシジル」が「リアップ」という製品名で売り出され、すぐにつけ始めました。薄毛のお客さんにも勧めてはみたのですが、ほとんど効果がなかったですね。その間、無残にも薄毛はどんどん進行しました。薄毛のお客さんからは、なんだか嬉しそうな顔をされるのが、やはり悔しかった……。

《カツラをつけたものの……》

うちの理髪店では、カツラのメンテナンスをやっている関係で、カツラ業者に知り合いもいます。その彼に頼み込んで、自分用の部分カツラ（頭頂部中心の）をつけることにしました。商売がら、薄毛ではなんとなく具合が悪いことと、お客さんの視線を痛いほど感じるようになったからです。

しかし、カツラをつけた当初はなんとなく、これで問題解決と考えていたのですが、そんなことはありませんでした。薄毛の進行が余計に早まった感じがしてくるようになったのです。3年もすると、額がどんどんせり上がり、気がついたときには頭頂部と合体しているではありませんか。カツラを被ることで残っていた髪の毛に知らず知らずのうちにダメージを与えていたのでしょうか。カツラ業者にクレームをつけても、もっと面積の広い、全頭を覆うようなものにしたらどうですか、と言われる始末。それで決心しました、カツラの放棄です。

しかし、カツラを外してみると、世間の視線を一気に感じるようになりました。頭頂部のハゲは拡大し、額はしっかりと後退し、額と中央部の境目にわずかに細い毛が残っている程度です。ハゲというのは市民権を得ていないのですね。ましてや、理髪業の世界でも異端児の扱いでした。おそらく、その当時はストレスも半端ではなかったように思います。

女房やお客さんにも、かなり無愛想だったようです。口数も少なく客商売としては失格でした。

2年ほどしたときでしょうか。業界の集まりで、知り合いの理容師から教えられたのが「AGAスキンクリニック」でした。「うちのお客さんで通っているのがいるんだけど、かなりいいみたいよ」と。

《初期脱毛には驚かされたが後は順調に》

ダメ元というのか、どんなことをやるのだろうかという、そんな軽い気持ちでカウンセリングを受けることにしたのです。担当の先生と会ったときにウマが合うというのか、なんとなく任せてみようという気持ちになったのがよかったのでしょうね。とりあえず、「Rebirth」と「Dr'sメソ治療」（AGAメソセラピー）を併用するコースを申し込むことにしました。実感が出なかったら途中でやめてもいいやという気分だったのです。

初めはこんなんで治るのかなと半信半疑だったのですが、1カ月ほどして初期脱毛があり驚きましたが、事前に説明を聞いていたので冷静さを失わずに……。いや、今から思うと、こんなはずではと、かなり焦ったのですが、そのつらい期間を乗り越えたら、精神的には楽になりました。タブレットは朝飲んでから店に出て、塗り薬は朝と夕方に自分の手でしっかりと塗りこみます。

そして、通院は月に一度。診察を受けているという感じではなく、世間話に行くような気分です。スタッフの方もみんな明るく元気で、こちらはそれをもらいに行くようにしていました。

気になる頭髪のほうですが、4カ月ほどしてから肉眼でも違いがわかるようになりました。うぶ毛から細くなり、そしてちょっと太い毛が生えてきていたのです。8カ月あたりから、店のお客さんにも治療を始めたことは言ってあったのですが、「あれれ、かなり黒々してきたんじゃない」と喜んでくれるのです。

50歳をかなり過ぎていたので、治療を始めるには遅いかなと思っていたのですがそんなことはありませんでした。カツラをかぶっていた、あの無為の日々を思うと、早ければ早いに越したことはないようです。お店に来る若いお客さんのなかで、薄毛をなんとかしたい、困っているという人には自分の体験を語って勧めるようにしているんですよ。

ケース⑤ 藤沢泰徳さん（仮名・20代後半）

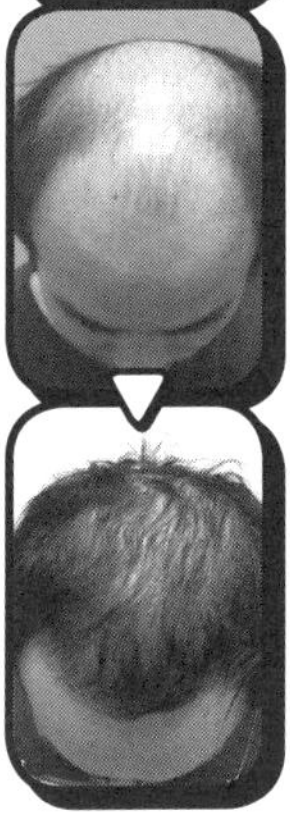

《念願の長髪にしようとしたら……》

薄毛というかハゲが気になりだしたのは高校を卒業するころです。

中学・高校と野球部に所属していて、６年間は坊主刈りでした。そのため、髪の毛のことは一切、気にならなかったのですが、３年の夏で部活が終わり、それから髪の毛を伸ばし始めました。みんなで、どんな髪型にしようかと、ああでもない、こうでもないと嬉しそうに話し合ったのを覚えています。

ところが、私だけ髪の毛の伸びが遅いのです。いや、髪の毛の質が全然違うのです。髪の毛が細くてコシがないというのか、みんなのと比べてもふにゃふにゃなのです。特につむじからおでこのほうがだらんとしています。そして、気のせいかすぐに抜けてしまうのです。

高校3年のお正月に気がつきました。我が家の家系は薄毛だったのだと。父も祖父も、叔父もみんなそうです。なかなか髪の毛が生えそろわない頭を見て、鏡の前で呆然とたたずんでいました。父も母もその姿を見ていたはずですが、何も言いません。おそらく、とうとう気がついたか——という感じだったのではないでしょうか。

大学では、できるだけ頭のことは気にしないように努めました。気にするとあまりにも自分が惨めになるからですが、やはり、周囲からの心ない視線や言葉に、どれだけ傷ついたか、今でも思い出したくないほどです。帽子をかぶったりすると、かえってハゲを隠してると思われるのが関の山で、そう思われるのも嫌でした。そんなこともあって心の底から親しく話し合える友人もできなく、また、彼女もできませんでした。どちらかというと暗い感じだったのでしょうね。

就職活動も最悪でした。企業訪問に行っても担当者はまず私の頭に目をやり、次の瞬間にはあわてて目をそらすのです。私のほうでも、担当者のそんな態度にショックを受け、満足に受け答えができなくなっていました。狙っていた大企業はことごとくはねられてしまったのですが、中小の物流企業になんとか拾ってもらうことができました。

《会社の先輩に勧められて一緒に通院》

会社に入ってからは、さすがに育毛剤などを使うようになりました。テレビのコマーシャルで見た医薬品の育毛剤ですが、効いたのか効かなかったのかさっぱりわかりませんが、抜け毛の本数が少しは減ったかなという感じでした。

社会人になって5年目を迎えたころでした。そのころの頭の状態は、頭頂部と前頭部の髪の毛のない頭皮だけの部分が完全につながり、わずかに20本ほどの毛がバーコードのように左右を覆っている情けない状態だったのです。

会社の3年先輩で、やはり薄毛のBさんがいました。薄毛の状態は私よりもやや進んでいます。薄毛の後輩がいるとなんだか嬉しそうなんです。暇をみては話しかけてくるし飲みにも誘ってくれます。

そのときに、Bさんの体験談をいろいろと聞かされました。発毛サロンで詐欺のような被害にあったとか、カツラは高い買い物でどこそこのカツラは特にあくどい商売をやっているとか、大学病院の皮膚科で診てもらい処方してもらった薬を飲んだら不整脈が出るようになったとか……。とにかく、ありとあらゆる治療を試みたがみんなよくないというのです。

そんなBさんからある日、勧められたのがAGAスキンクリニックでした。一緒に行かないかというのです。ネットで調べてみると、かなり実績もありよさそうでした。何よりもさまざまな治療を受けてきたBさんが熱心に勧めるのです。それに、私ひとりよりも、先輩と一緒なら安心できます。こうして一緒に通院することにしました。

《思わずガッツポーズ》

Bさんと会社で顔を合わせるたびに、いや、お互いの頭に目をやりながら、首をかしげる日々が続いていました。3カ月ほどしたころでしょうか、Bさんが昼休みに私の席に来て、「ここ、ここ」と指差すのです。見ると、Bさんの上に上がった生え際のところがかすかに黒ずんで見えるのです。うっすらですが、毛が生えてきているのです。どうやら効果が出てきたのでしょう。

Bさんはガッツポーズをしましたが、私のほうは残念ながら変化はなしです。ところが、それから1週間ほどして私のほうにも「異変」がきたのです。毎朝、鏡を見ているのですが、額の部分がかすかに黒ずんできているように思えるのです。こわごわと手で触れてみると、毛の感触です。きたー、きたのです、私にも。

その日、会社に着くと、早速、Bさんに報告しました。その日は、「発毛記念日」として二人で飲みにいきました。

今、治療を始めて11カ月が経ちます。私もBさんもほとんど昔の薄毛のときの面影はありません。バーコードの橋渡しだったのが、今は頭頂部がほんの薄い程度なんですから。同僚や会社の上司、仕事関係の人からは、「まさか、カツラじゃないよね」と小さな声で尋ねられますが、にっこり笑って髪の毛を一本抜くマネをします。自分で言うのもヘンですが性格まで明るくなったように思えます。

くだんのBさんですが、今度結婚することになりました。髪の毛が生えて自信がついてきたようで、猛烈にアタックしたそうです。

私は高校3年からほぼ10年間、薄毛に悩まされてきました。たまたま巡り合った「Rebirth」で治療でき、やっと自信をもってなにごとにも取り組んでいけるような前向きな気持ちになっています。たまたまBさんのひとことで背中を押された結果ですが、誰でもが幸運をつかむことができるように、この一文が皆さんの背中を押すことになればと思っています。

男性の発毛症例

Before ▶ After

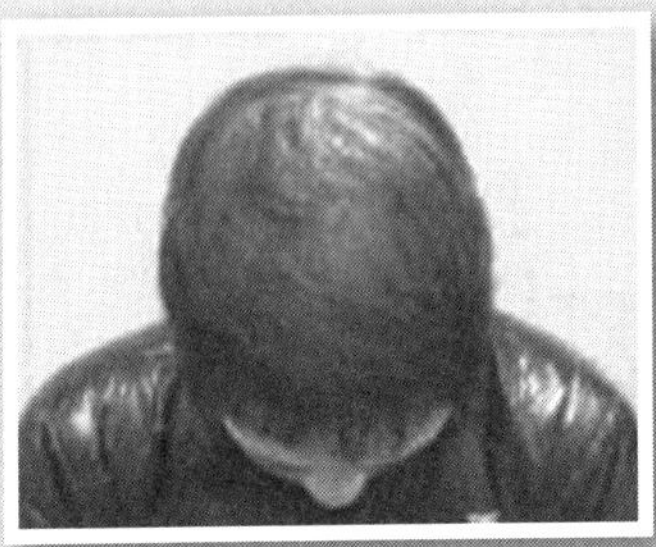

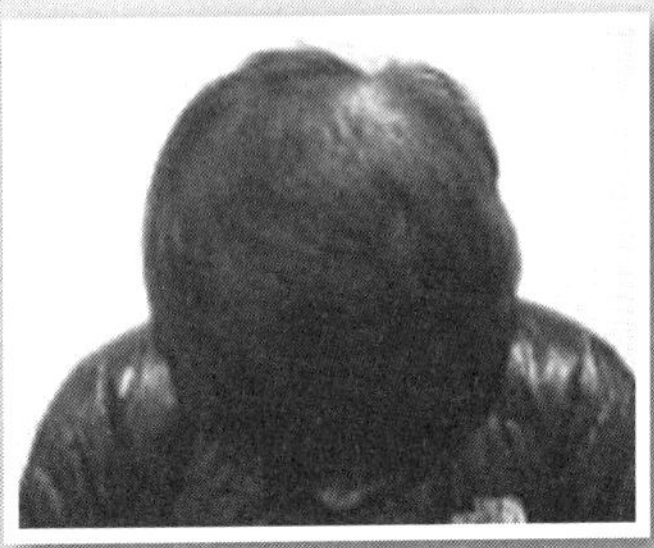

Before ▶ After

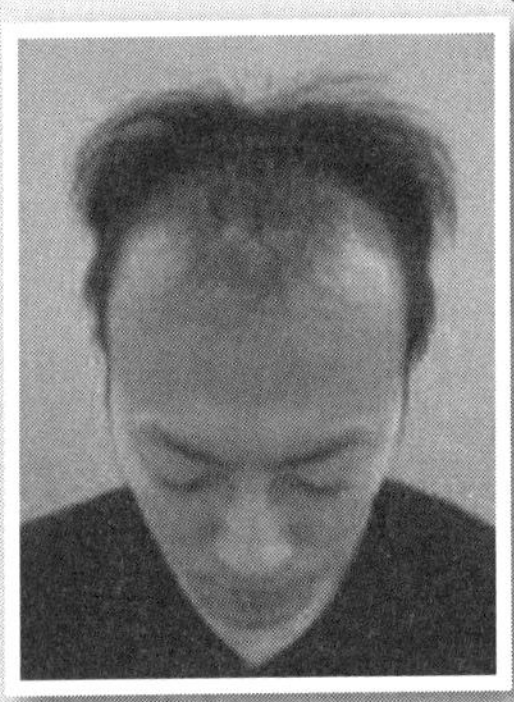

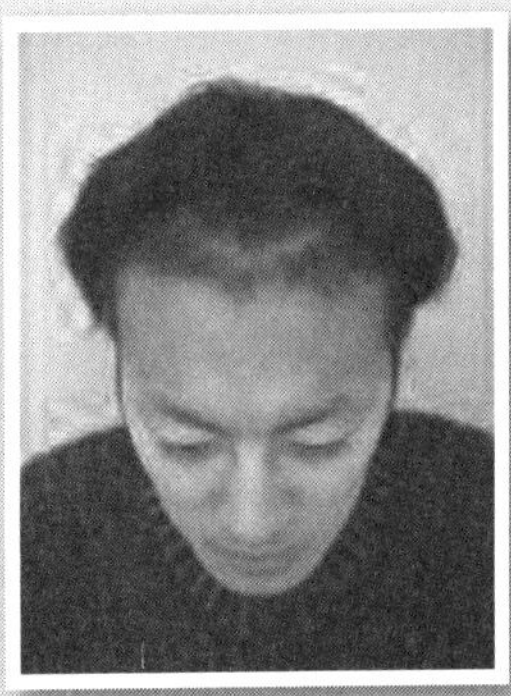

Before ▶ After

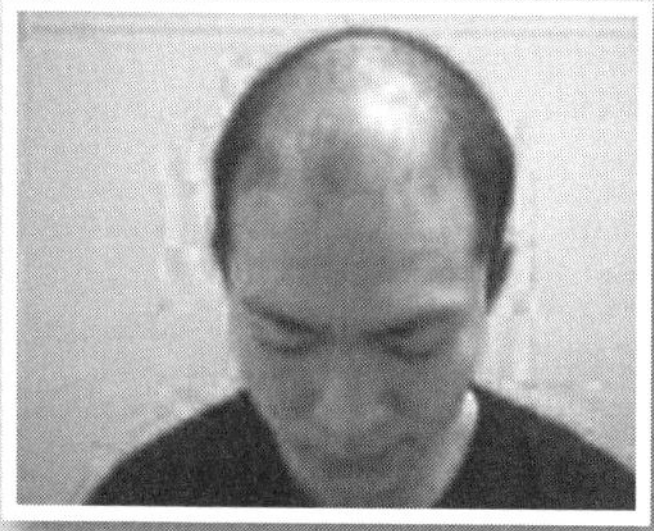

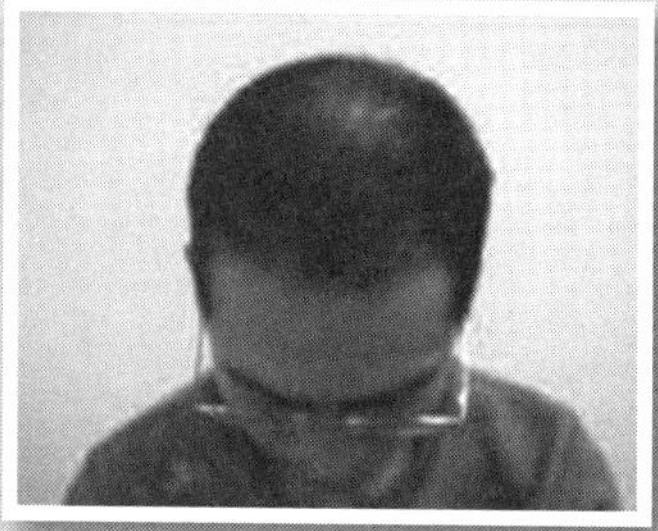

Before ▶ After

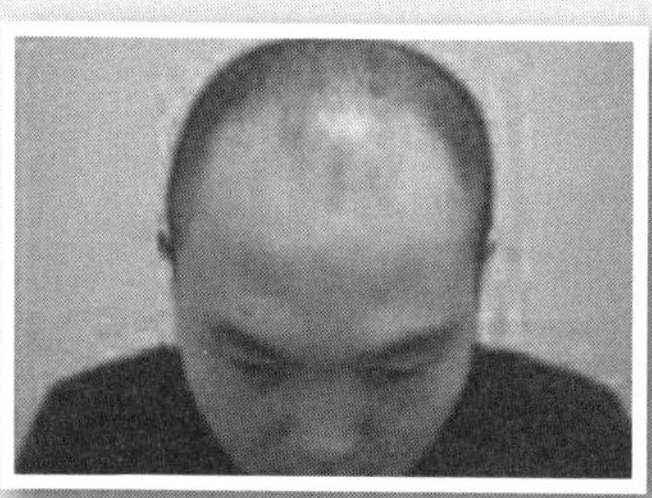

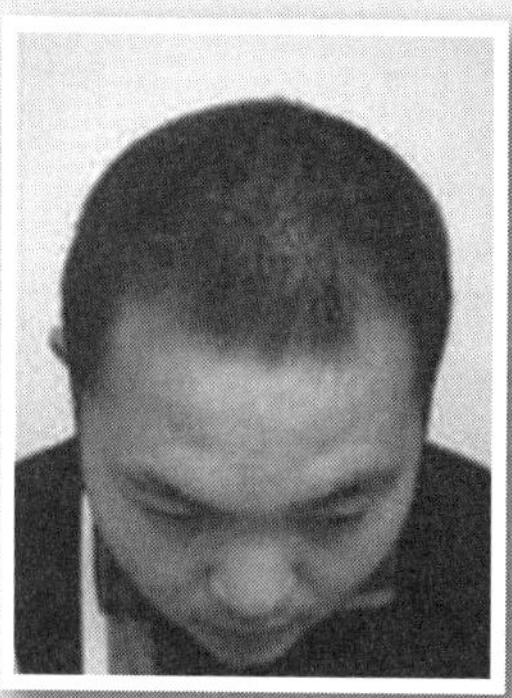

Before　　After

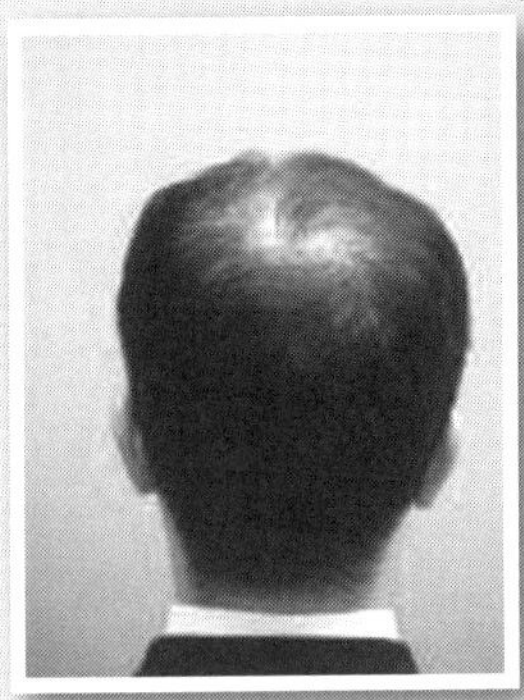

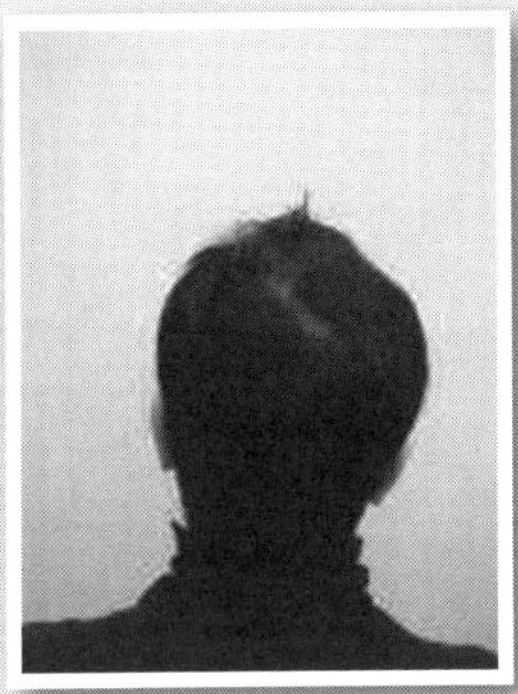

Before　　After

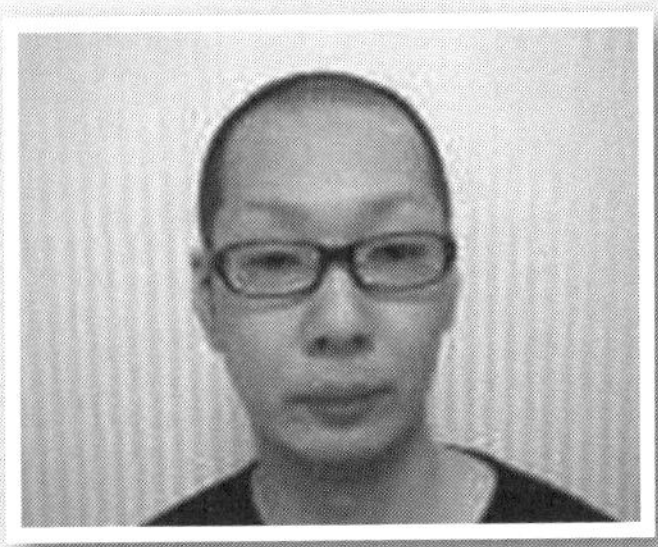

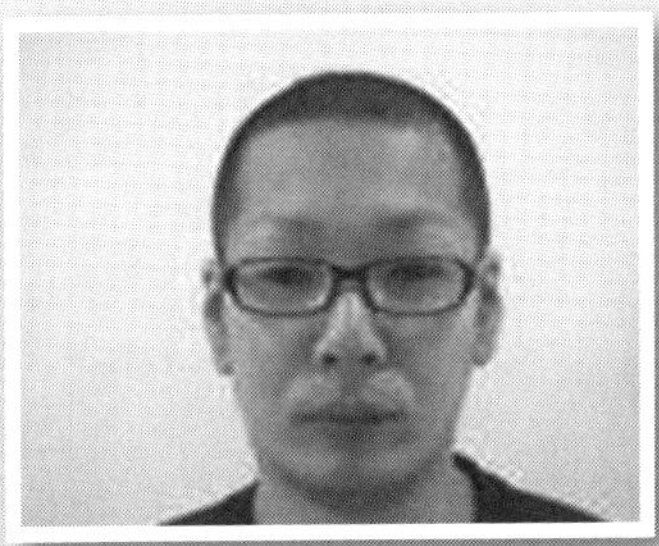

Before ▶ After

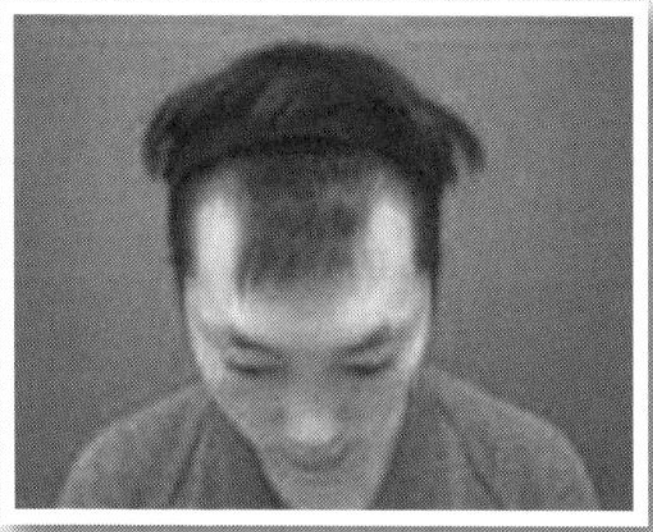

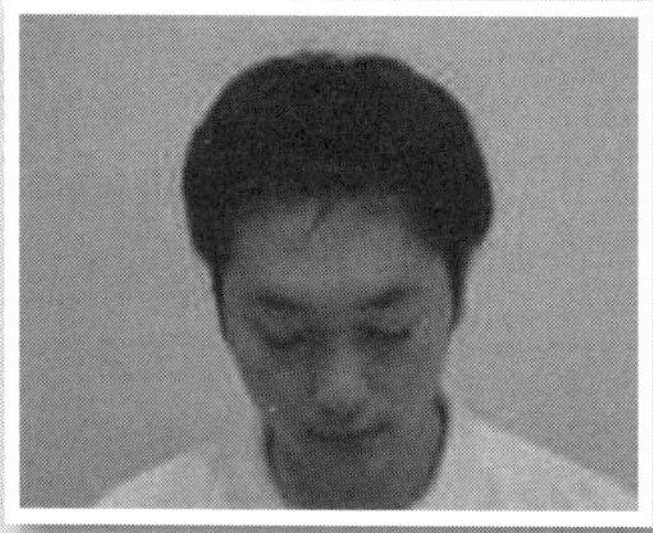

Before ▶ After

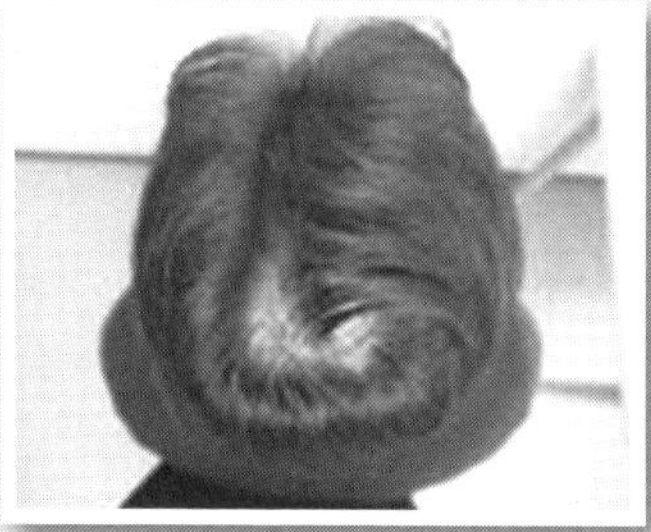

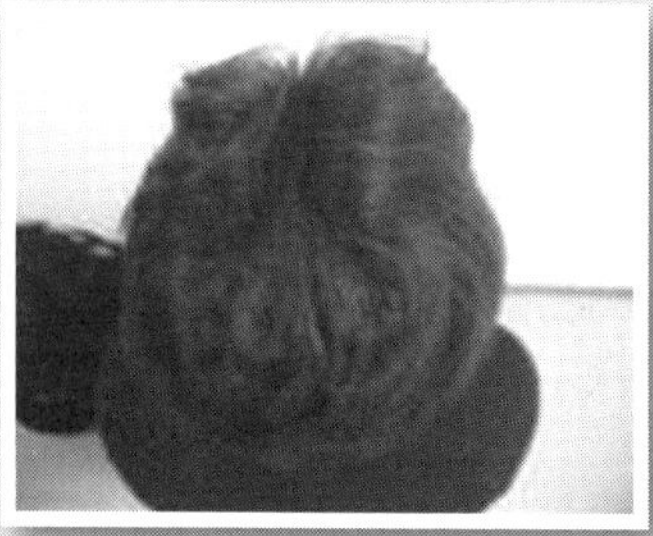

Before ▶ After

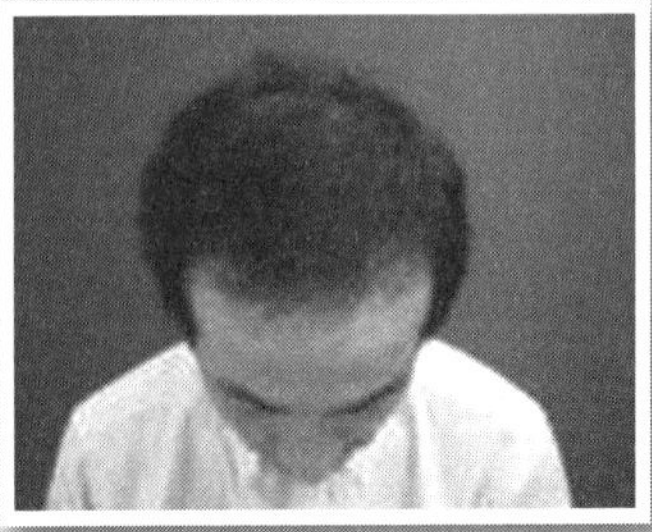

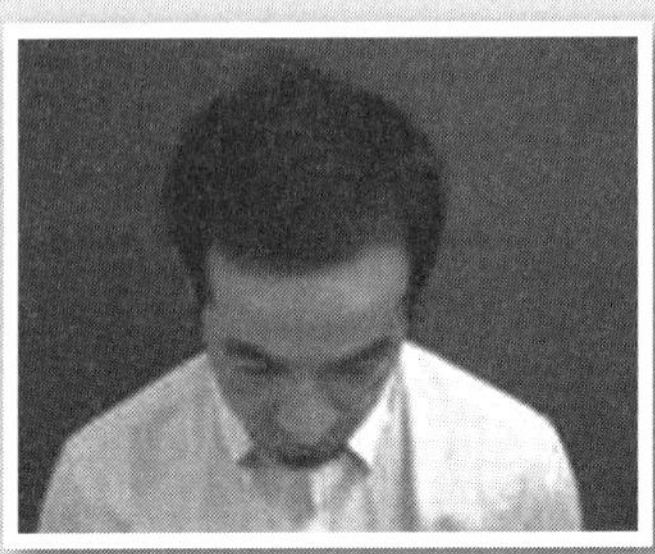

Before ▶ After

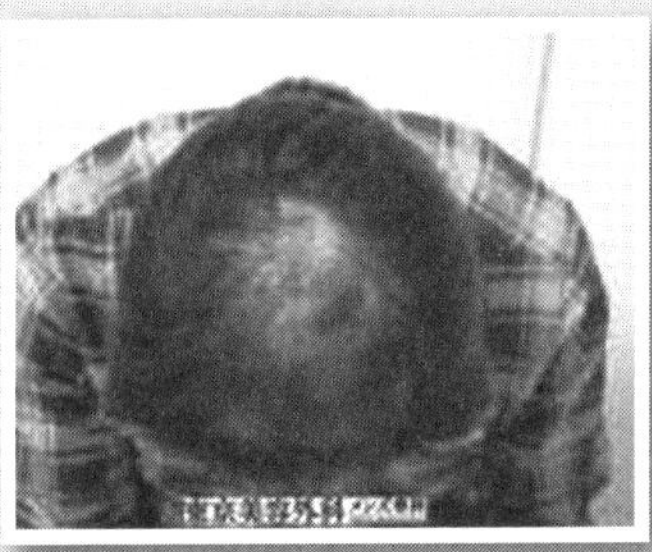

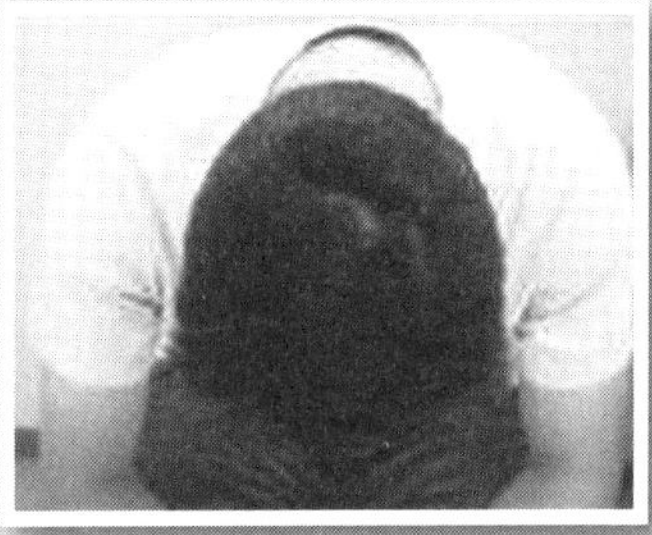

Before ▶ After

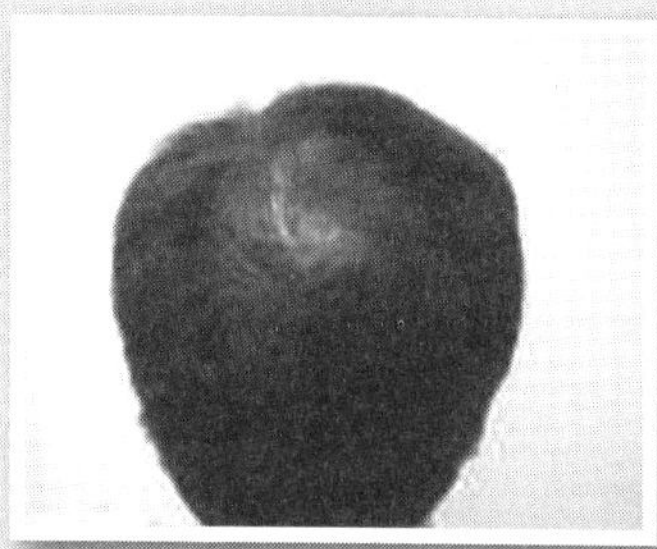

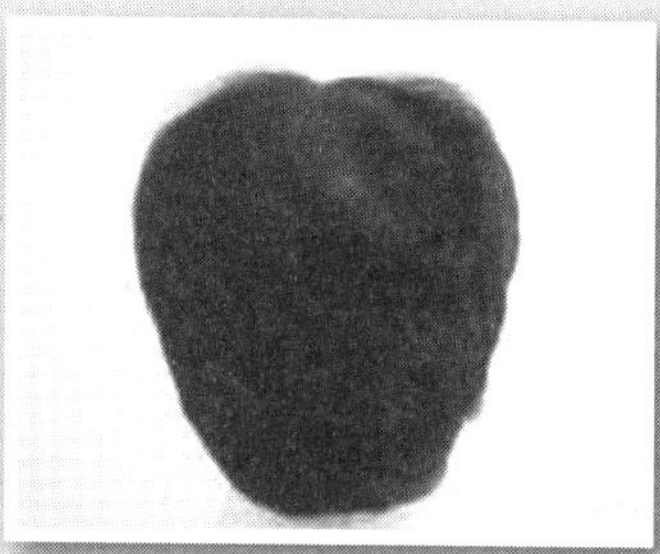

Before ▶ After

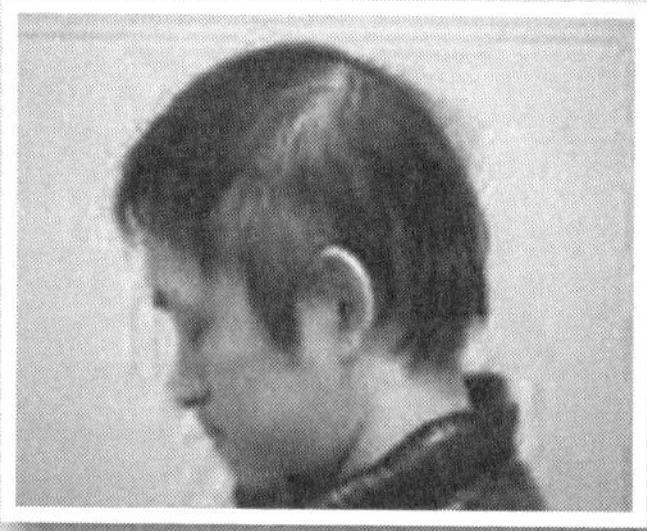

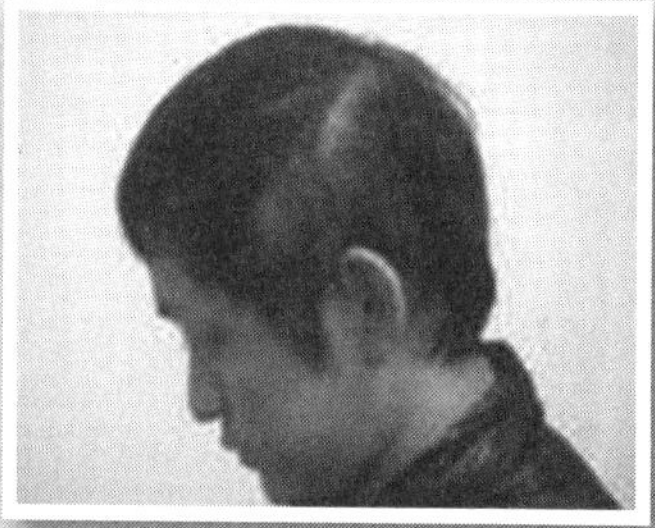

おわりに

私が発毛治療の道へと進んだのは、自分自身が薄毛だったこと、しかも、あらゆる治療法を試みて成果が出ず、さらにカツラを被ってごまかす、そういった生き方に満足できなかったからです。なんとか、本物の発毛剤をつくりたいと強く思うようになりました。

2005年に「プロペシア」が日本で認可され、薄毛が本格的に治療できる態勢が整い、さらに「ミノキシジル」と併用すれば、ヘアサイクルを改善しながら髪の毛を太くする治療が可能になりました。

しかし、それだけでは不十分です。そこからは試行錯誤の連続で、自分の頭を文字通り「犠牲」にしながら、研究開発を続け、やっと念願の治療法が見つかったのです。その成果ともいえるのが、「AGAスキンクリニック」における99・4％という高い発毛実感に結びついているのだと思います。

しかし、すべての方にご満足いただいているわけではないことは、歴然たる事実と言わざるを得ません。治療に当たる医師としてはやはり忸怩《じくじ》たるものがあります。もっと少ない時間でもっと安い費用でできたのではないだろうか――。

現在、毛髪の成長を促す成長因子を頭部に直接投与する治療も取り入れるようになりました。さらに、その先の段階として、再生医療の研究も盛んです。近い将来にはｉＰＳ細胞を用いた治療も実現するでしょう。そうなると、薄毛が進行したときに、自分の毛髪を培養して再び戻して治療することも可能となります。ＡＧＡ治療の研究は日進月歩で進んでいるのです。医療の現場で最前線に立つ医師としても日々の研鑽を怠るわけにはいきません。

「はじめに」でも書きましたが、「薄毛は改善できる！」のです。抜け毛が気になっているあなた、もうひとりで悩むことはありません。この本を手に取ったあなたは、すでに治療の門を叩いているのですから。

プロフィール

麻生 泰（あそう・とおる）

AGAスキンクリニック　医師・統括診療部長
医療法人社団東美会 理事長 兼 東京美容外科 統括院長

1972年生まれ。奈良県奈良市出身。

藤田保健衛生大学医学部卒業。

大阪医科大学形成外科にて研修医終了。

岡山大学形成再建外科医員。

大手美容外科院長、診療部長を歴任後、東京美容外科を設立。統括院長となる。

その後、AGAスキンクリニックを設立し統括診療部長を務める。

自身の薄毛に悩み、治療方法を医学的に模索、研究。自らの体を使い、現在の治療法を確立した。

また、自身の薄毛を改善したことで、趣味であるマリンスポーツを満喫（特にウェイクボードやカイトサーフィンを好む）。

さらなる薄毛改善の研究のため、慶應義塾大学大学院医学研究科に入学し、頭皮の血管解剖を研究中である。

AGAスキンクリニックは、全国に展開、拡大し、東京美容外科と合わせて全国42院（2016年6月現在）で麻生メソッドの発毛治療を受けることができる。

薄毛治療の新常識

2016年7月15日　第1版第1刷発行

著　者　麻生泰

発　行　株式会社 白誠書房
〒135-0016　東京都江東区東陽2-4-39
TEL 03-5665-6364　FAX 03-5665-6365
発　売　株式会社 星雲社
〒112-0012　東京都文京区大塚3-21-10
TEL 03-3947-1021　FAX 03-3947-1617

印刷・製本　株式会社シナノ

ISBN978-4-434-22118-7 C0047
※定価はカバーに表示してあります